외유뇌강 30일 두뇌 트레이닝

치매 예방 하루 10분의 기적 2

이지명 지음 | 한성욱 그림

램프앤라이트

들어가며

매일의 작은 두뇌 자극이 모여 큰 변화를 만듭니다.

출판사로 직접 전화를 주신 분들이 계셨습니다.
"다음 편은 언제 나오나요?"
그 기다림이 큰 격려와 응원이 되어, 『외유뇌강, 치매 예방 하루 10분의 기적 2』를 출간하게 되었습니다.

처음 문제들을 만들 때는 오직 엄마 한 분만을 위해 시작한 일이었는데, 어느덧 두 권의 책으로 나오게 되어 참으로 감사한 마음입니다. 2권에서는 다양한 주제어를 가지고 그와 연관된 문제들을 만들어 보았습니다.

각 주제는 일상에서 익숙하게 접할 수 있는 것들로 이루어져 있어, 문제를 풀며 자연스럽게 생각의 폭을 넓히고 흥미와 성취감을 함께 느낄 수 있습니다. 또한 문제를 푸는 시간이 단순한 학습의 시간이 아니라 웃고, 기억하고, 생각하는 즐거움을 되찾는 시간이 되도록 하였습니다.

치매 예방의 길은 길고, 때로는 지루하게 느껴질 수도 있습니다. 하지만 매일의 작은 두뇌 자극이 모여 큰 변화를 만듭니다. 이 책과 함께, 즐겁게 머리를 써보고, 기억을 되살리며, 건강한 내일을 향해 한 걸음씩 나아가시길 바랍니다.

부모님을 걱정하는 모든 자녀의 마음을 담아
이지명

외유뇌강 30일 두뇌 트레이닝

치매 예방
하루 10분의
기적 2

[일러두기]

1. 두뇌 활동을 도와주는 교재입니다. 치료가 아닌 인지 노화를 늦추는 데 목적이 있습니다.
2. 문제 유형에 따라 정답지의 제시된 답 외에 여러 가지 답이 나올 수 있습니다.
3. 색연필 같은 색칠 도구를 미리 준비해 주세요.

이 책의 활용법

01. 하루에 10분씩, 30일 동안 두뇌를 훈련해 보세요.

『치매 예방 하루 10분의 기적 2』는 총 30일 분량으로 구성되어 있습니다. 부담없이 하루 10분만 두뇌 트레이닝을 해보세요. 30일 후에는 꾸준히 훈련할 수 있는 습관이 만들어 질 거예요.

02. 주제어에 맞춰 자신의 생각과 기억을 적어보세요.

이번 2권은 하나의 '주제어'를 바탕으로 떠오르는 생각을 정리하고, 관련 기억을 자연스럽게 회상하도록 구성했습니다. 주제어 중심의 기록 활동은 사고의 흐름을 유지하고 기억의 연결 구조를 활성화하는 데 도움을 주며, 일상적 경험을 언어로 표현하는 능력을 향상시킵니다. 이러한 과정은 치매 예방을 위한 인지 자극 훈련에 효과적인 방법으로 알려져 있습니다.

03. 문제를 2~3번 정독합니다.

문제를 한 번만 읽어서는 이해가 어려울 수 있습니다. 꼭 2~3번 읽으면서 주어진 문제가 무엇인지 정확하게 이해하는 것이 중요합니다. 빨간색으로 적혀있는 예시를 참고해 주세요. 정답을 입으로만 말하거나 생각만 하지 말고 연필로 꼭 적어주세요. 특히 계산 문제는 손으로 적으며 푸는 습관이 필요합니다.

목차

- 들어가며   4
- 이 책의 활용법   5

1일 차	나	10
2일 차	가족	14
3일 차	우리 집	18
4일 차	우리 동네	22
5일 차	하루	28
6일 차	두뇌 집중의 힘 1	32
7일 차	친구	36
8일 차	취미	42
9일 차	외출	48
10일 차	운동	52
11일 차	요리	56
12일 차	두뇌 집중의 힘 2	62
13일 차	생일	66
14일 차	핸드폰	70
15일 차	시장	76

16일 차	반려동물	80
17일 차	여행	84
18일 차	두뇌 집중의 힘 3	88
19일 차	추억	92
20일 차	계절 1. 봄·여름	96
21일 차	계절 2. 가을·겨울	100
22일 차	이야기	104
23일 차	우리나라	108
24일 차	두뇌 집중의 힘 4	112
25일 차	꽃	116
26일 차	병원	122
27일 차	명절	128
28일 차	텃밭	132
29일 차	신문물	136
30일 차	두뇌 집중의 힘 5	140

· 뇌가 건강해지는 맨손 운동 따라하기　142
· 답안지　143

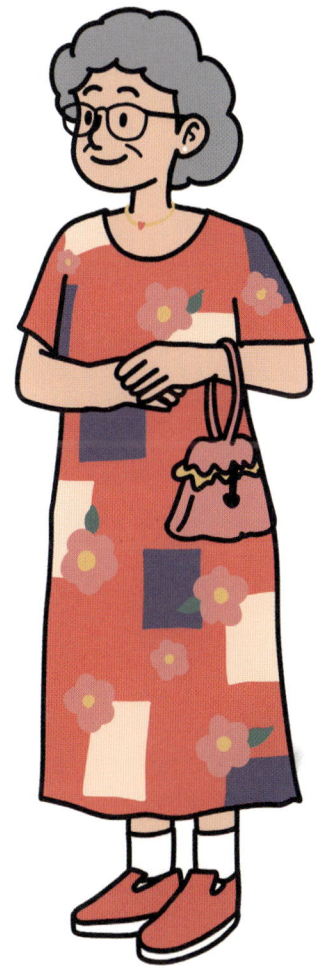

꾸준한 뇌운동으로
치매없이 건강하게
살자고요.

하루 10분, 30일 동안
OK 할머니와
두뇌 트레이닝을 해봅시다.

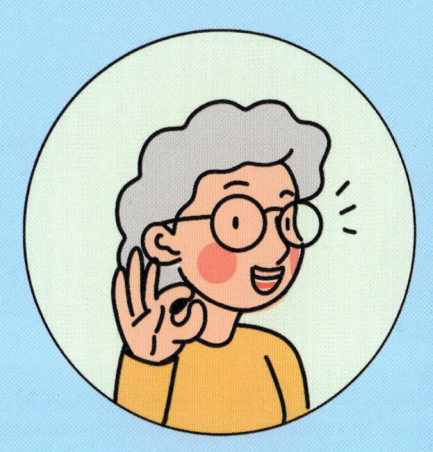

1일 차

나

내 별명은 OK 할머니야. 뭐든 OK를 잘하거든.

살면서 얼마나 힘든 일이 많았겠어. 그렇지만 OK 정신으로 버티고 이겨냈지.

그런 나 자신을 칭찬해. 앞으로 계속 OK!!!

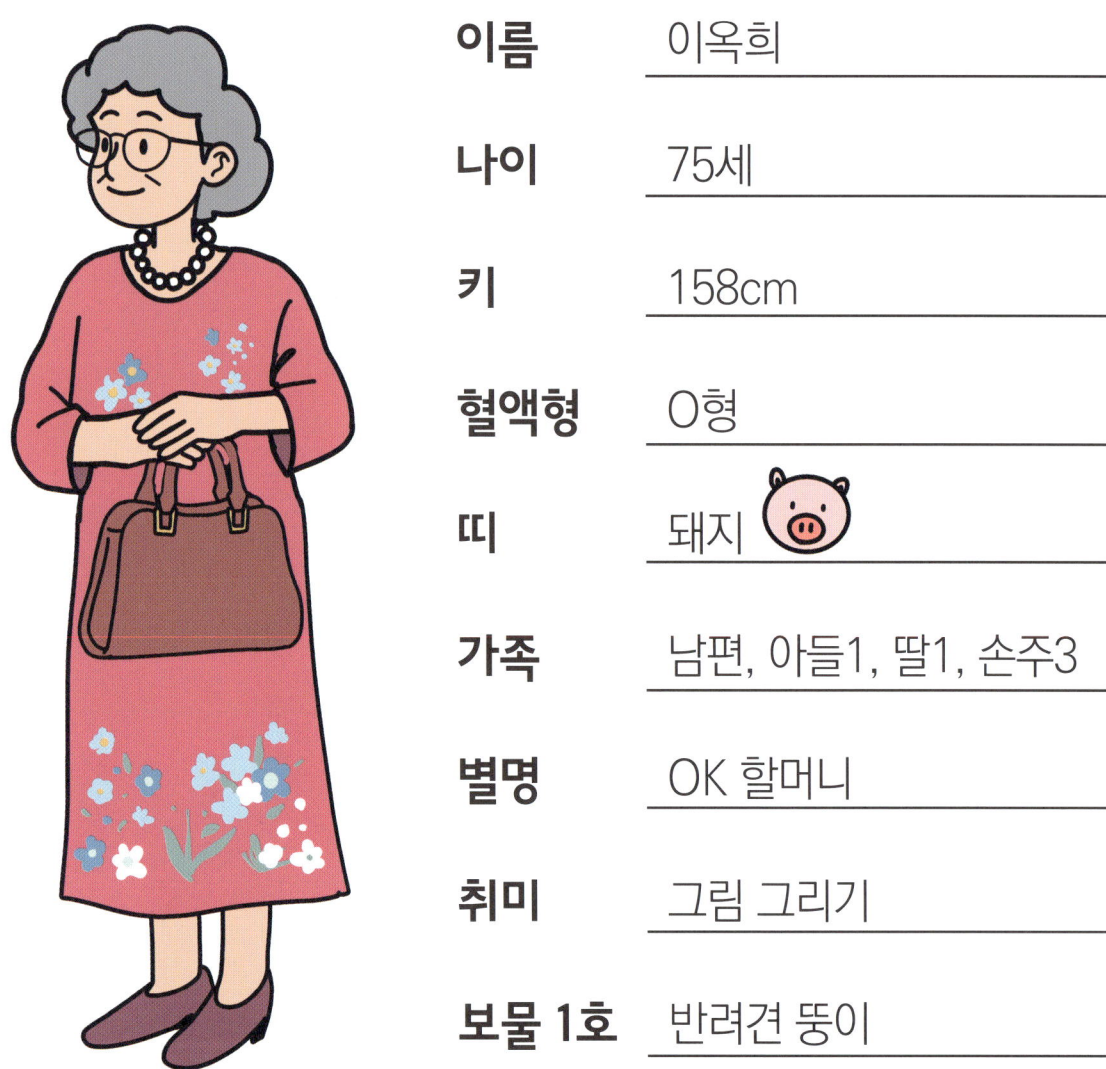

이름	이옥희
나이	75세
키	158cm
혈액형	O형
띠	돼지
가족	남편, 아들1, 딸1, 손주3
별명	OK 할머니
취미	그림 그리기
보물 1호	반려견 뚱이

기억력

1. 지금 나의 모습을 그리고, 빈칸을 채워보세요.

이름 _____

나이 _____

키 _____

혈액형 _____

띠 _____

가족 _____

별명 _____

취미 _____

보물 1호 _____

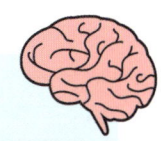

〈뇌가 튼튼해지는 이야기〉

자신에 대한 기억을 떠올리는 일은,
뇌의 기억 체계를 자극해 인지 저하를 늦추는 데 효과적입니다.

자기인식력

2. '나'는 어떤 사람인가요? 짧게 설명해 보세요. (성격, 좋아하는 것 등)

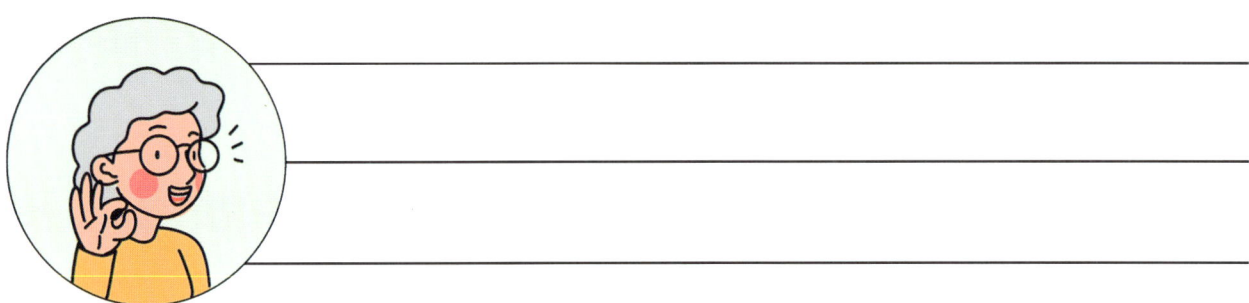

_____
_____
_____

상상력

3. 다시 태어난다면 어떻게 바꾸고 싶나요?

이름 _____   성별 _____

직업 _____   외모 _____

연상력

4. 예시처럼 '나'로 시작하는 단어를 써보세요.

나	룻배		나			나	

| 나 | | | 나 | | | 나 | 폴레옹 |

상상력

5. 과거로 시간 여행을 할 수 있다면, 젊은 '나'에게 어떤 말을 해주고 싶나요?

_____

_____

자기인식력

6. 내가 가진 좋은 습관 3가지를 말해 보세요.

_____

_____

_____

창의력

7. 예시를 참고하여, 자신의 이름으로 삼행시를 지어보세요.

이	이른 햇살 속에	☐ _____
옥	옥빛 바다 반짝이며	☐ _____
희	희망이 출렁인다	☐ _____

2일 차

가족

아침에 일어나면 벽에 걸린 가족사진을 바라봐.
그 얼굴들 하나하나가 내 맘을 단단히 감싸안지.
그 힘으로 또 오늘 하루를 시작해.
가끔은 성가시지만, 세상에서 제일 애틋한 존재야.

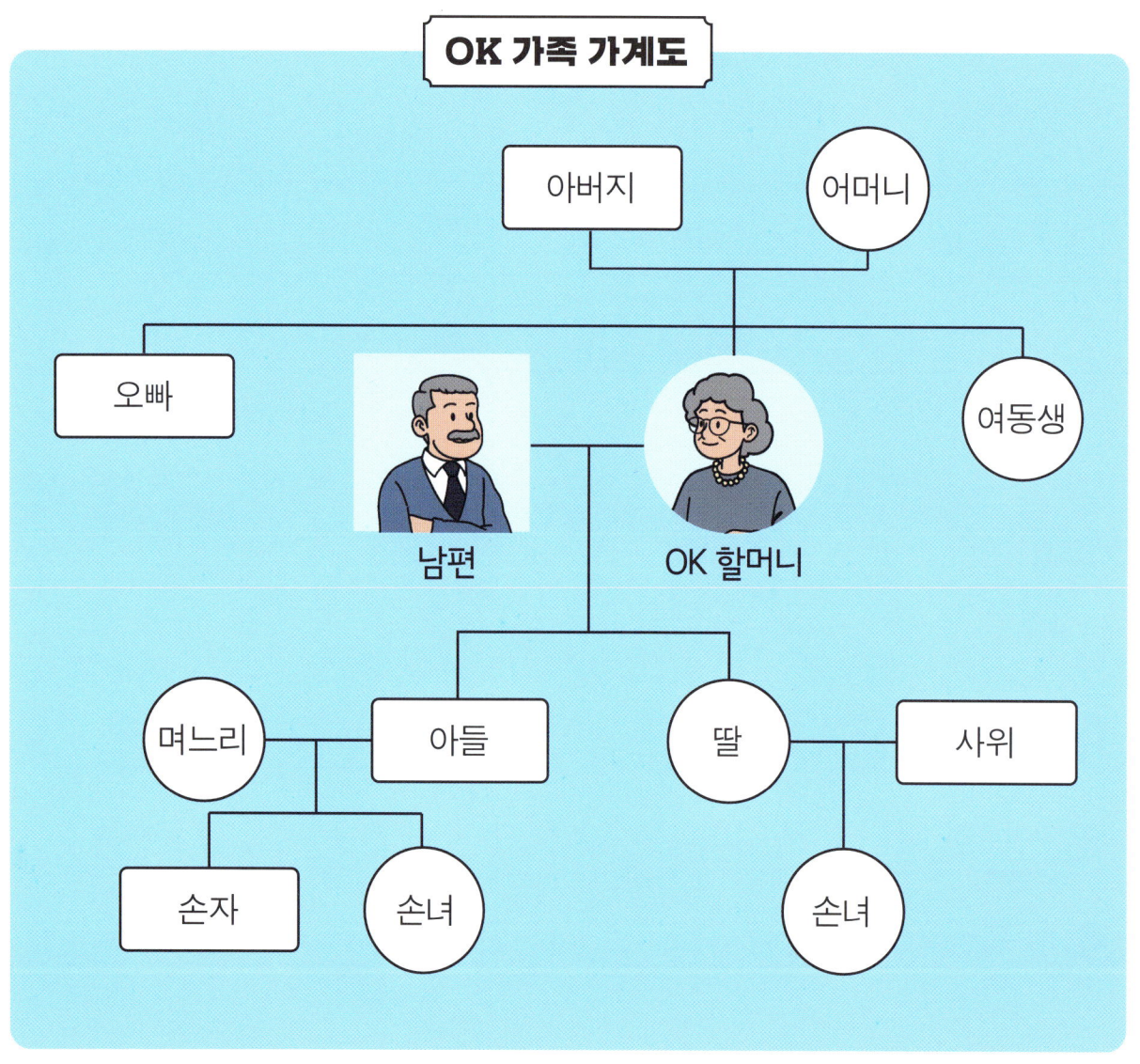

기억력

1. 왼쪽 가계도를 참고하여 우리 집 가계도를 그려보세요.

기억력

2. 자신의 가족을 떠올리며 질문에 답해보세요.

① 가족 중 평소 안경을 쓰는 사람은 몇 명인가요? _____ **명**

② 가족 중 키가 가장 큰 사람은 누구인가요? _____

③ 가족 중 나이가 가장 적은 사람은 누구인가요? _____

④ 가족 중 머리가 가장 긴 사람은 누구인가요? _____

집중력

3. 아래 두 그림에서 다른 부분 다섯 군데를 찾아 동그라미로 표시해 보세요.

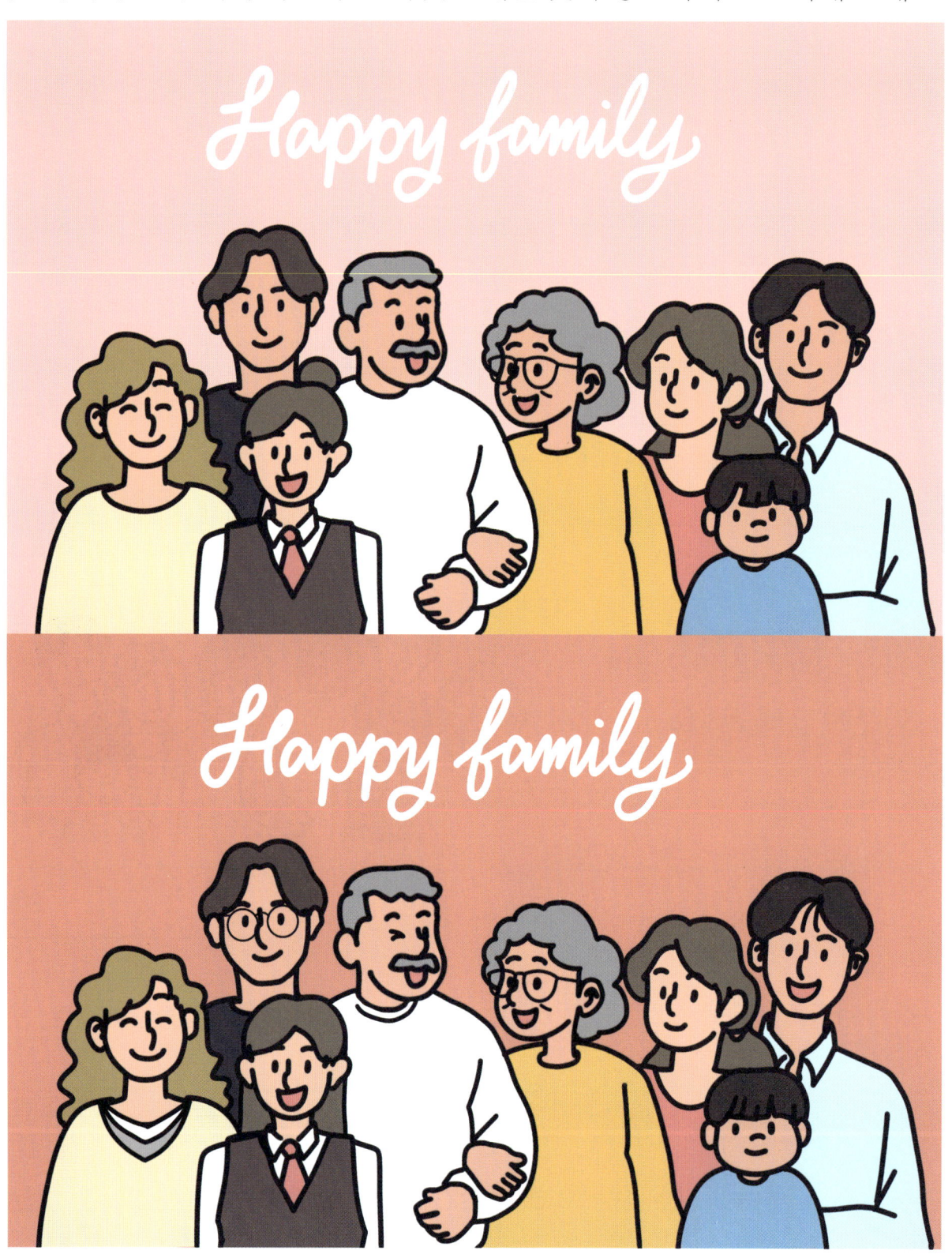

기억력

4. 가족들의 이름을 한자로 써보세요. 기억이 나지 않으면 이참에 알아보고 외워보세요.

_____

_____

계산력

5. 가족들의 나이를 모두 더하면 얼마인가요?

예) 나(76) + 남편(78) + 아들(50) + 며느리(46) +손자(20) = 270

_____

_____

표현력

6. 나에게 '가족'이란? 자유롭게 써보세요.

_____

_____

3일 차

우리 집

낡아 손 볼 데도 많고 불편한 점도 많지만, 난 우리 집이 좋아.
닳아서 반들반들한 마룻바닥이랑, 창문으로 자꾸 들어오는 호두나무,
푹 꺼진 소파, 익숙한 냄새까지…
그렇다고 신축 아파트 사양은 안 해^^

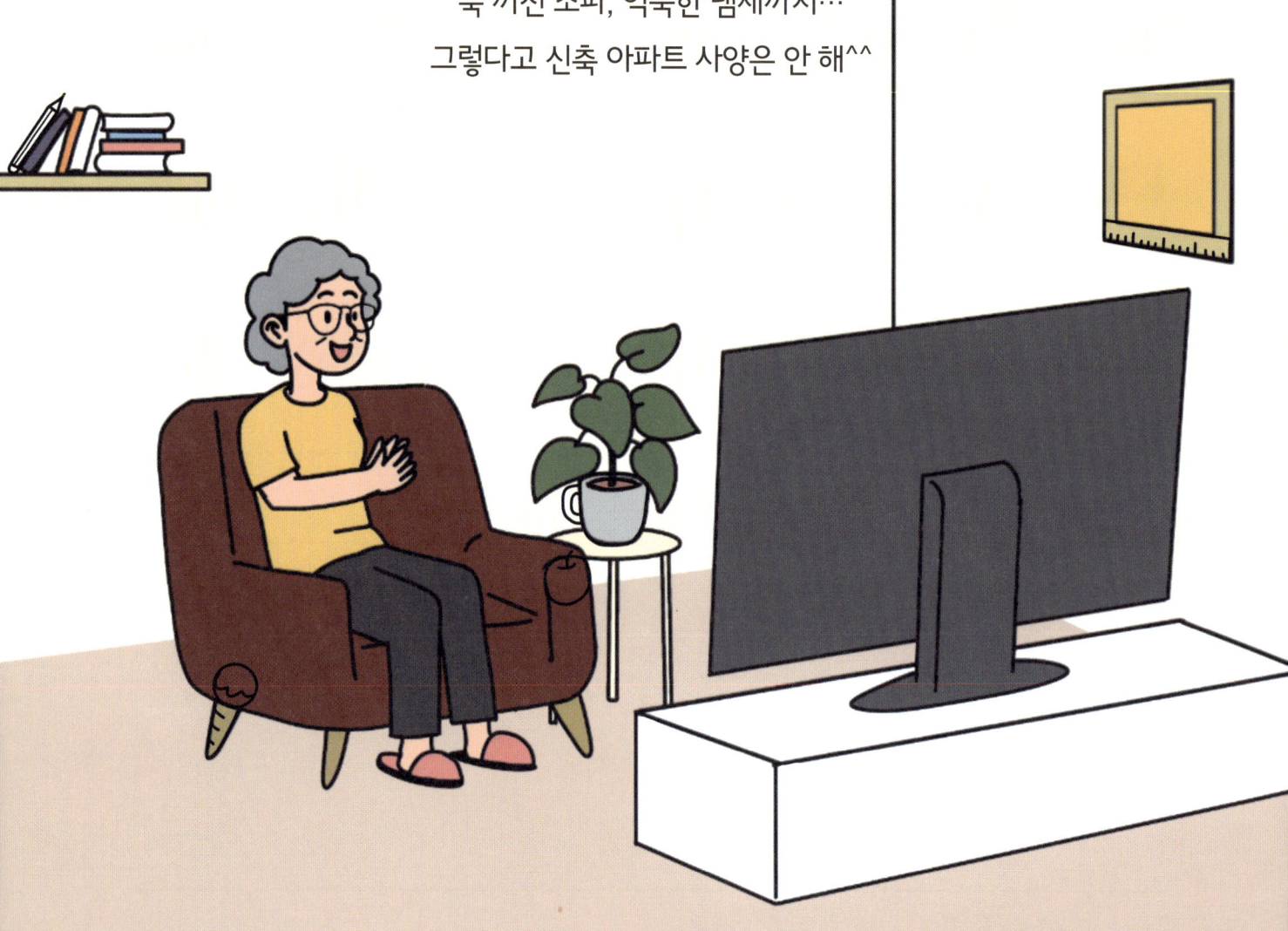

집중력

1. 숨은 그림을 찾아 동그라미로 표시해 보세요.
   (아이스크림, 사과, 컵, 연필, 자)

기억력

2. 지금 살고 있는 집에 '문'이 총 몇 개 있나요? (창문 포함)

_____ 개

기억력

3. 집에 있는 '전기 제품'들을 모두 적어보세요.

핸드폰 충전기, 전기밥솥
_____
_____
_____

기억력

4. 우리 집에서 가장 오래된 물건은 무엇인가요? 사용한 지 얼마나 되었나요? 또, 가장 최근에 구매한 물건도 적어보세요.

_____
_____
_____

시공간력

5. 다음 단어들을 왼손으로 적어보세요.

| 현 | 관 | → | | | | 안 | 방 | → | | |

| 부 | 엌 | → | | | | 옥 | 상 | → | | |

시공간력

6. 예시처럼 글자를 뒤집어 적어보세요.

| 지 | 붕 | → | 뭉 | 지 | | 마 | 당 | → | 당 | 마 |

| 소 | 파 | → | | | | 가 | 구 | → | | |

시공간력

7. 다음 숫자와 기호를 예시처럼 뒤집어 적어보세요.

| 2 | 2 | | 3 | 3 | | 4 | | | 5 | | | 6 | |

| 7 | | | 9 | | | ? | | | @ | | | & | |

8. 안내선을 참고하여 위의 그림과 똑같이 아래에 그려보세요.

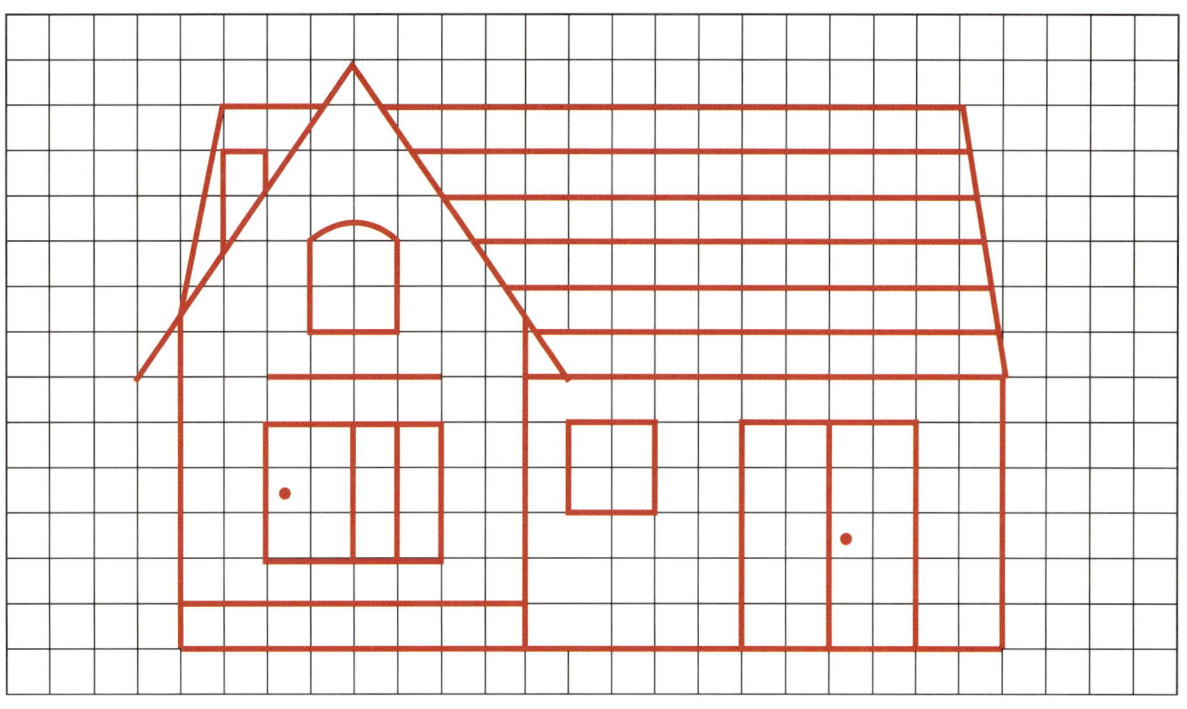

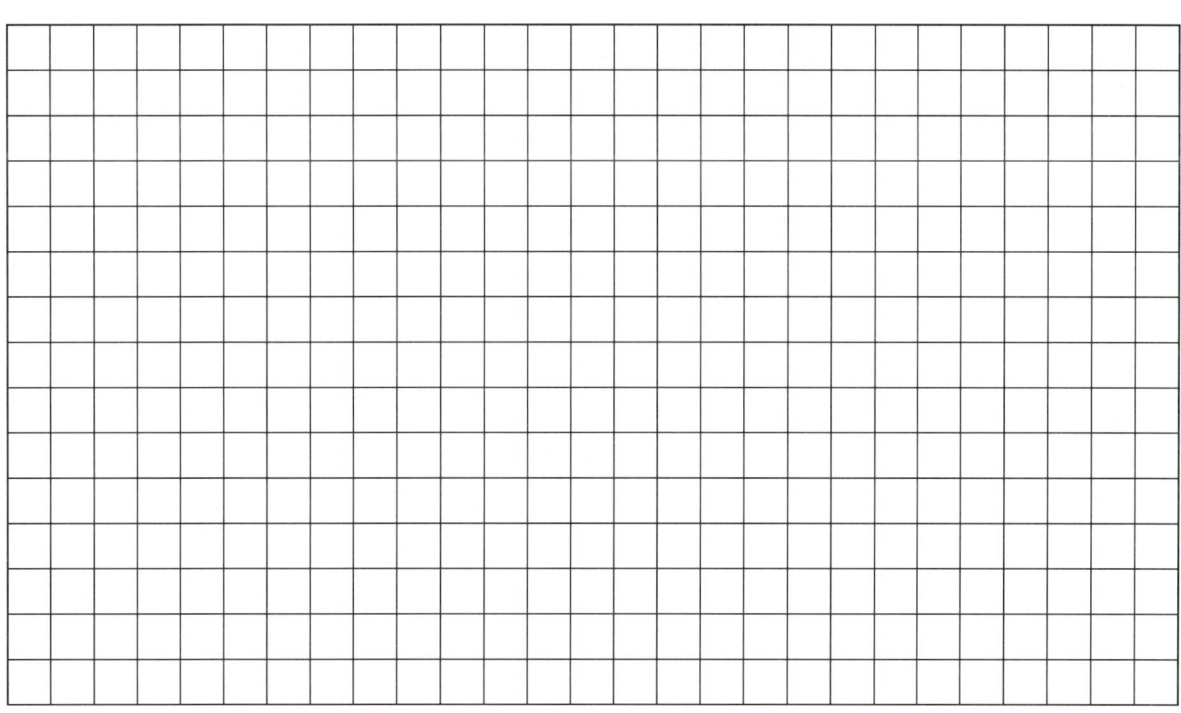

4일 차

우리 동네

우리 동네는 말이야~ 공원 벤치에 앉아 있으면 온갖 대소사를 다 알게 돼.
젊은 애들은 싫어하겠지만, 우린 사는 맛 나서 정겹고 좋아.
오늘 들은 정보! 형자 할매가 글쎄 병원에 입원했다네?
내일 잠깐 다녀오려고.

기억력

1. 다음 물음에 답해보세요.

   ① 나는 _____ 동(리)에 삽니다.

   ② 이 동네에 산지 _____ 년 되었어요.

   ③ 바로 옆 동네 이름은 _____ 동(리)입니다.

   ④ 가까이에 _____ 산이 있어요.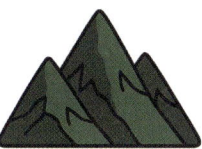

창의력

2. 왼쪽 그림 속 비어 있는 간판에 멋진 이름을 지어서 과일 가게 간판을 만들어 주세요.

예)

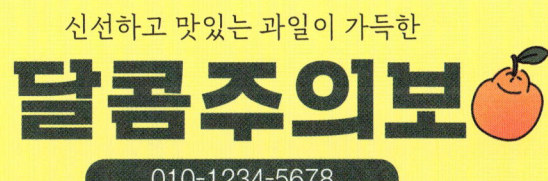

기억력

3. 자주 가는 식당이나 마트, 미용실, 병원 등의 이름을 적어보세요.

_____

_____

기억력

4. 우리 동네 자랑을 해볼까요?

우리 동네는 말이야~

_____

_____

_____

기억력

5. 우리 동네에는 친형제보다 더 자주 만나고 가까이 지내는 이웃사촌들이 있습니다. 이름을 적어볼까요?

_____

_____

언어력

6. '이웃 + 사촌 = 이웃사촌'처럼 두 단어를 합치면 새로운 단어가 만들어집니다. 초성을 보고 알맞은 단어를 맞혀 보세요.

술 + ㅂㄹ = 술버릇   눈 + ㅇㅇ = 눈웃음

책 + ㅂㄹ = 책 □ □   일 + ㅈ 독 = 일 □ □

ㅁ + 장 난 = □ 장 난   ㅂ + 도 둑 = □ 도 둑

계산력

7. OK 할아버지와 할머니는 단골 식당 '삼시세끼'에 가서 점심으로 8,500원짜리 백반을 2인분 시켜서 먹고, 오는 길에 빵집 '빵 터지는 날'에 들러 1개당 3,500원씩 하는 소보루빵을 3개 사 왔습니다. 오늘 총 지불한 금액은 얼마인가요?

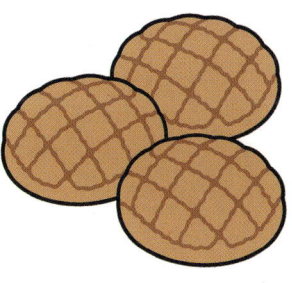

_____ 원

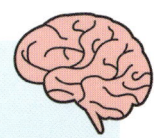

〈뇌가 튼튼해지는 이야기〉

시장에 들러 장을 보고, 이야기를 나누고, 계산을 하는 것은 치매 예방에 도움이 됩니다.

상상력

8. OK 할머니와 아기 엄마는 무슨 대화를 나누고 있을까요? 상상해서 말풍선을 채워보세요.

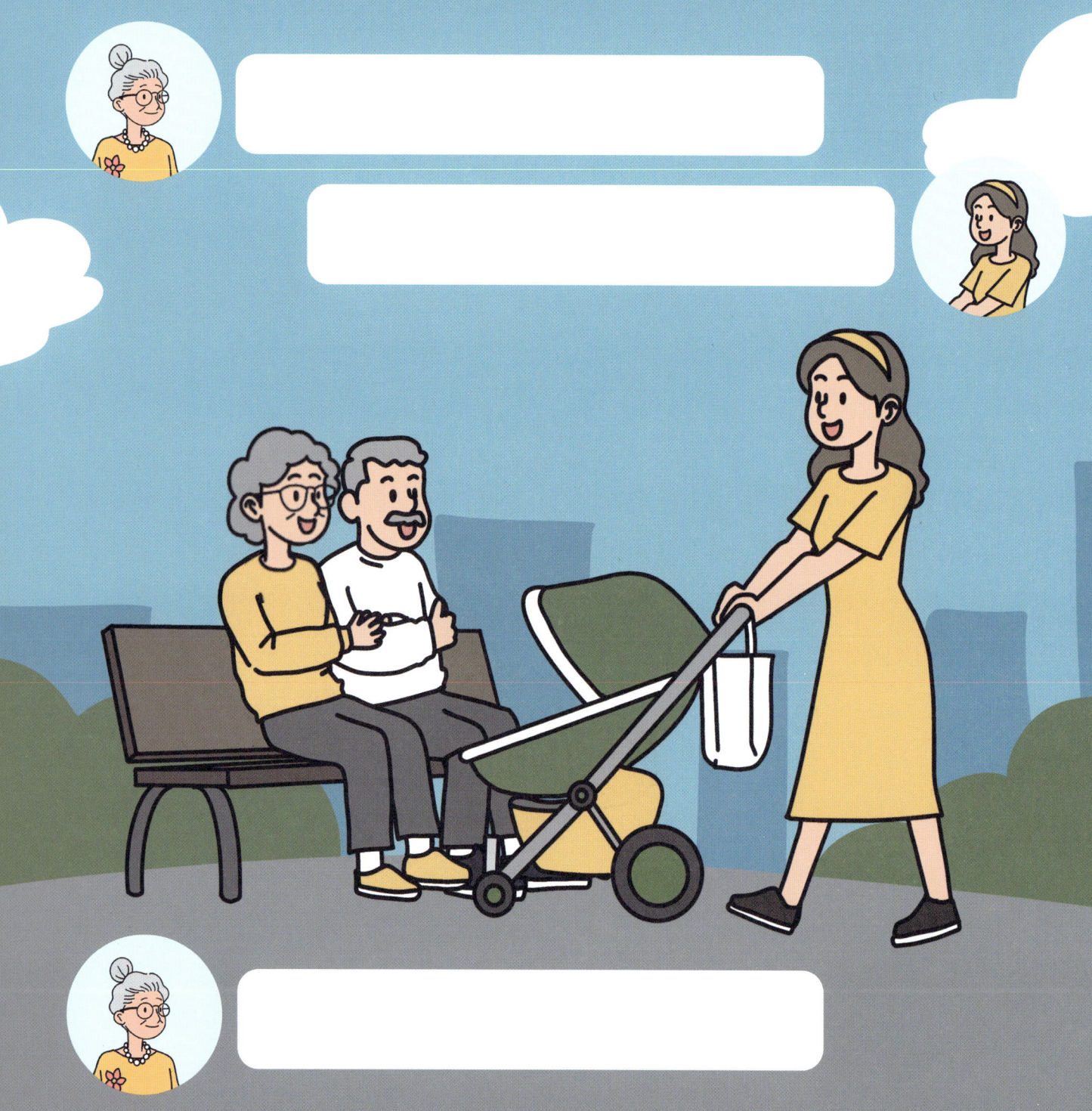

시공간력

9. 우리 집을 중심으로 간단한 지도를 그리고, 가장 가까운 마트나 슈퍼마켓까지 가는 길을 화살표로 표시해 보세요.

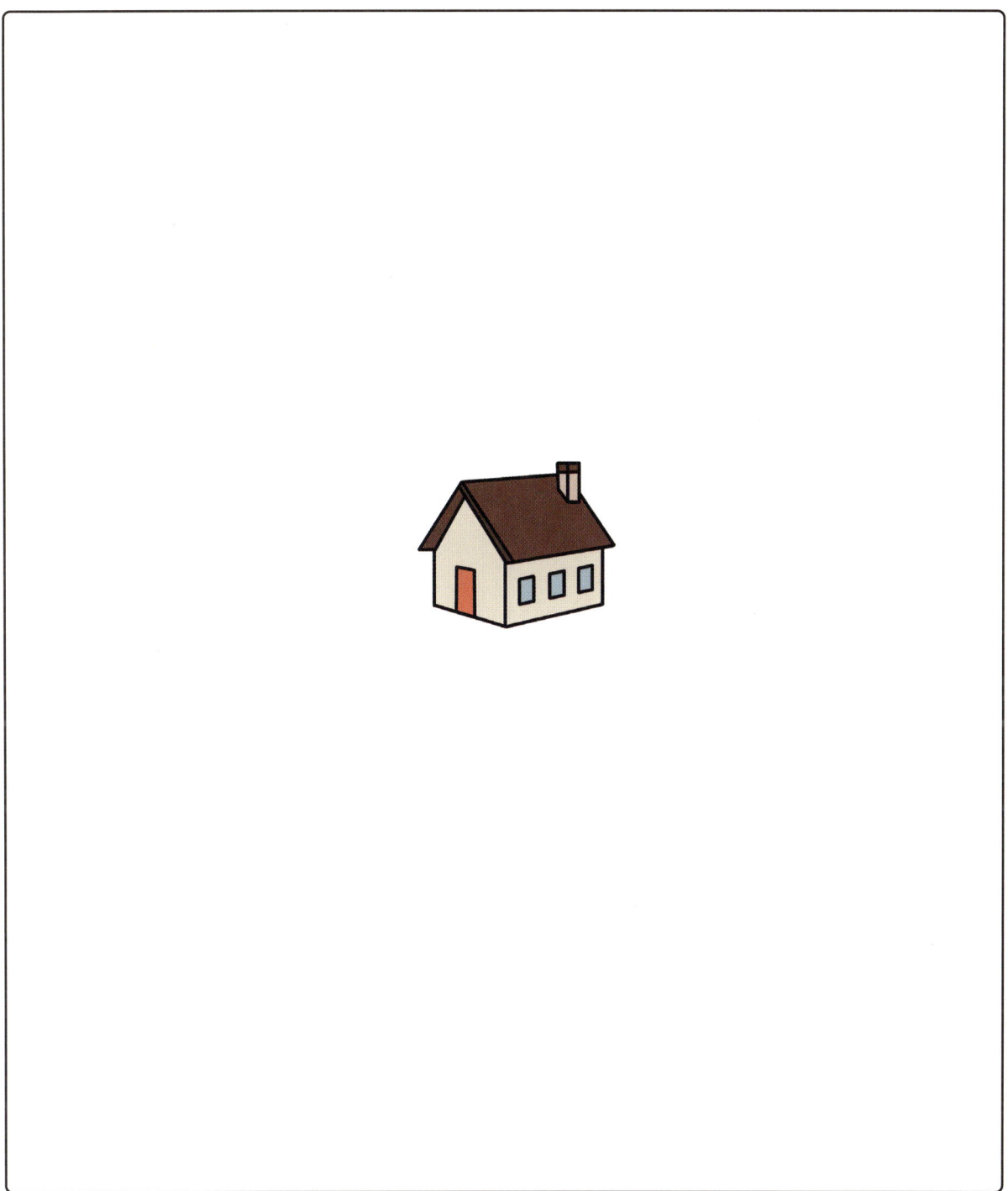

5일 차

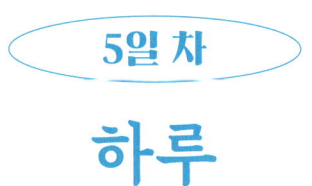

하루

백수가 과로사한다더니, 요즘 정신없이 바빠.
복지관 가야지, 텃밭에 물 줘야지, 노래자랑 나갈 준비 해야지… 하루가 금방이야.
세월아, 좀 천천히 가거라~~ 나 스케줄 빡빡하다.

하루 일과표

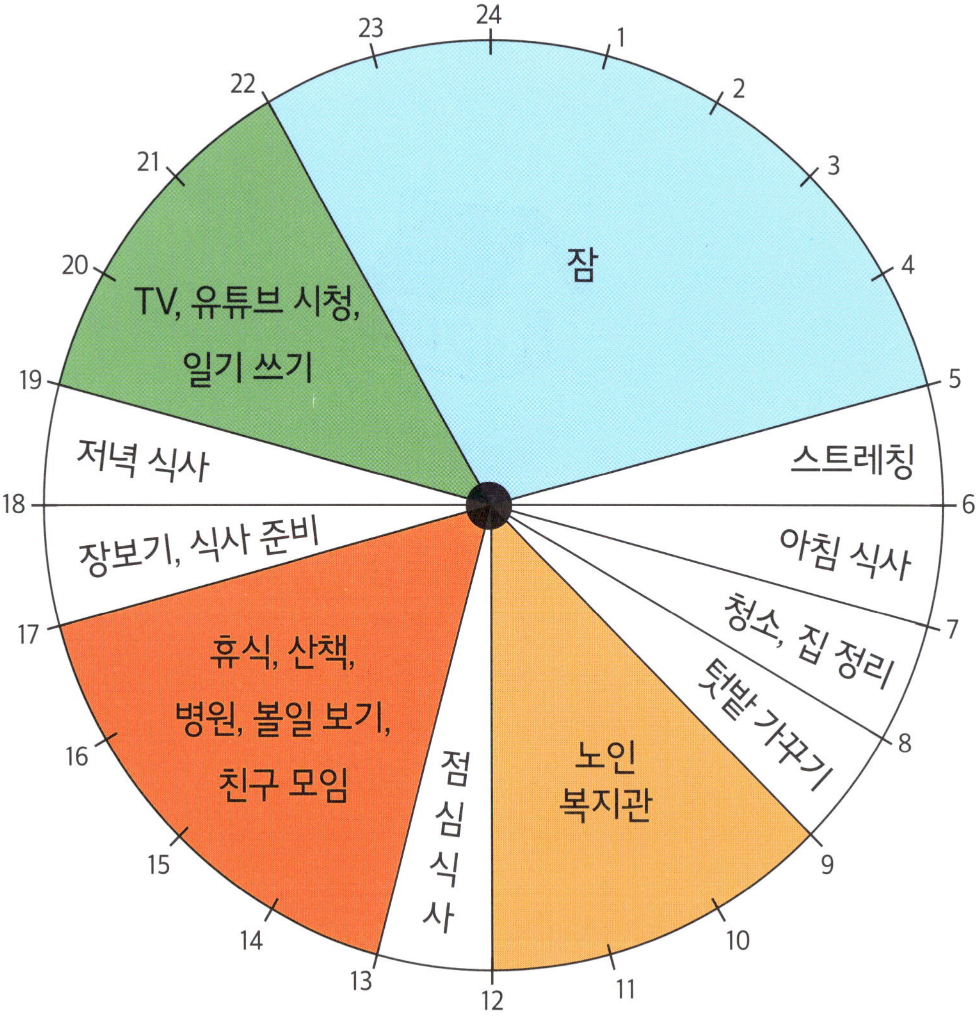

24
1
2
3
4
5
6
7
8
9
10
11
12
13
14
15
16
17
18
19
20
21
22
23
잠
스트레칭
아침 식사
청소, 집 정리
텃밭 가꾸기
노인 복지관
점심 식사
휴식, 산책, 병원, 볼일 보기, 친구 모임
장보기, 식사 준비
저녁 식사
TV, 유튜브 시청, 일기 쓰기

기억력

1. 나의 일과표를 만들어 보세요.

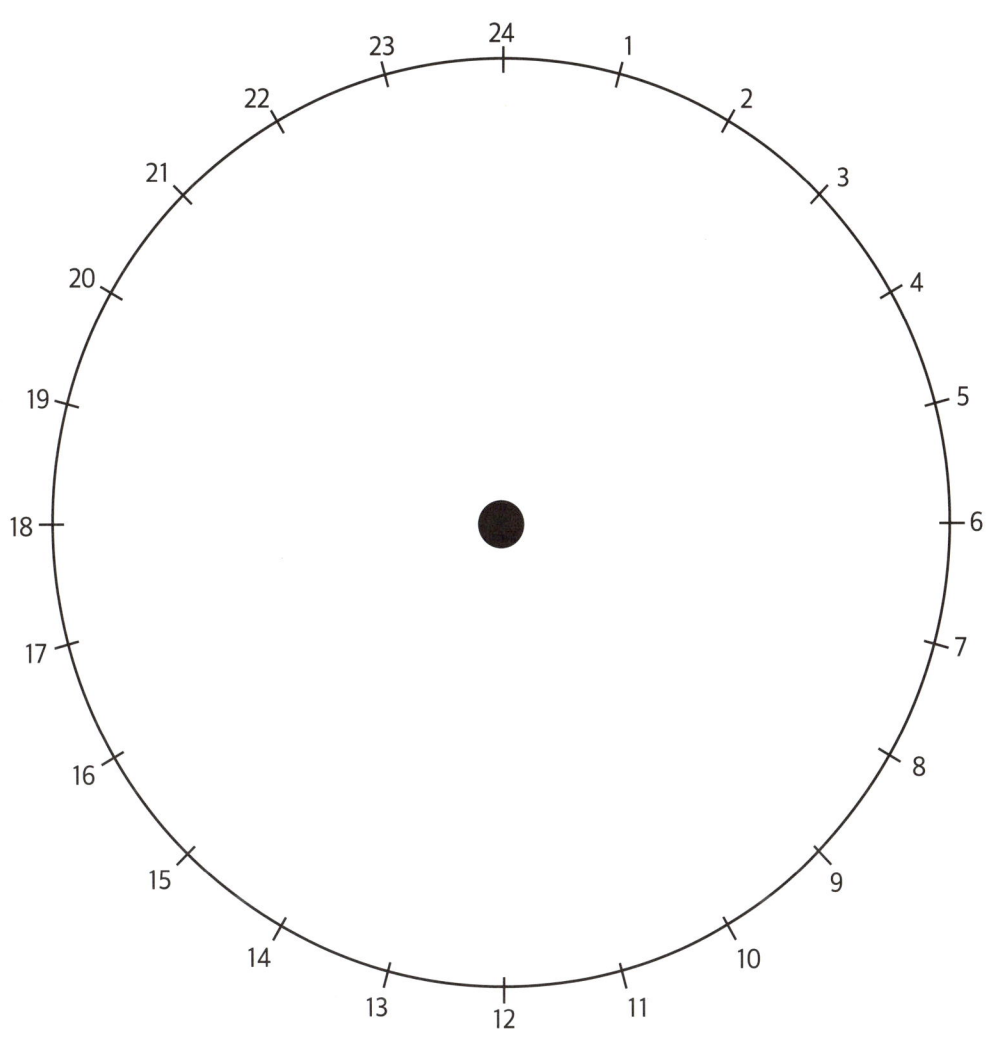

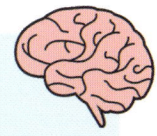

〈뇌가 튼튼해지는 이야기〉

규칙적인 일과는 뇌에 예측 가능한 자극을 주어 심리적 안정에 도움이 됩니다. 따라서 자기 효능감이 높아지고 자존감 유지에도 긍정적인 영향을 줍니다.

계산력

2. 시간과 관련된 빈칸을 채워보세요.

하루 = _____ 시간	1시간 = _____ 분

1분 = _____ 초	1년 = _____ 일 , _____ 개월

1주일 = _____ 시간	600초 = _____ 분

기억력

3. 매주 특정 요일마다 규칙적으로 가는 곳, 하는 일이 있다면 빈칸에 적어보세요.

예)

월	화	수	목	금	토	일
그림교실		수영		계모임	수영	교회

월	화	수	목	금	토	일

기억력

4. 오늘 하루를 회상하며 일기를 써보세요.

년 월 일 요일	날씨 ☀ ☁ 🌧 ❄
제목	

6일 차

두뇌 집중의 힘 1

기억력

1. 빈칸에 알맞은 말을 넣어 속담을 완성해 보세요.

① _____ 싸움에 _____ 등 터진다.

② _____ 로 막을 걸 _____ 로 막는다.

③ _____ 도 두들겨 보고 건너라.

④ _____ 한 마디에 _____ 빚도 갚는다.

⑤ _____ 도 맞들면 낫다.

⑥ 보기 좋은 _____ 이 먹기도 좋다.

⑦ _____ 잃고 _____ 고친다.

⑧ _____ 버릇 _____ 까지 간다.

⑨ _____ 끝에 _____ 이 온다.

⑩ _____ 보고 놀란 가슴 _____ 보고 놀란다.

⑪ _____ 에도 _____ 들 날 있다.

시공간력

2. 제시된 도형을 예시처럼 겹쳐서 그려보세요.

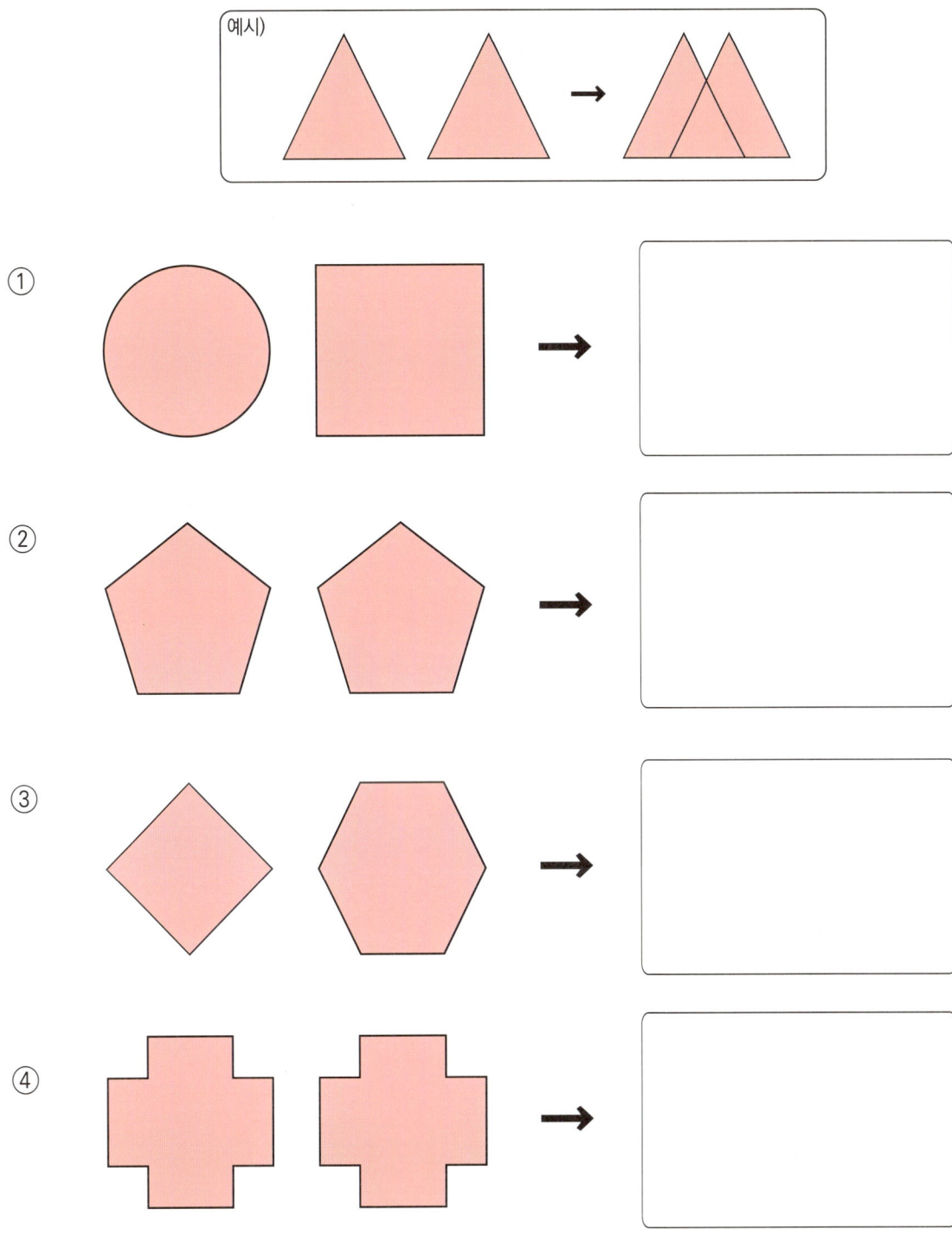

언어력

3. 다음 빈칸에 공통으로 들어갈 글자는 무엇인가요?

| □나나
오토□이
해□라기 | □들바람
등□화
□책로 |

| □다리
조약□
□잔치 | 기생□
송□이
□전기 |

언어력

4. 다음 네모 칸의 글자가 들어가는 단어를 찾아 3개씩 적어보세요.

| 장 | | 불 | |

언어력

5. 제시된 초성을 이용하여 단어를 최대한 많이 만들어 보세요. (7개 이상)

| ㅅ | ㅂ | 수박, 신분 _____

_____

| ㅈ | ㅅ | 준수, 장소 _____

_____

언어력

6. 다음 동그라미 안의 글자로 끝나는 단어를 초성을 보고 맞혀 보세요.

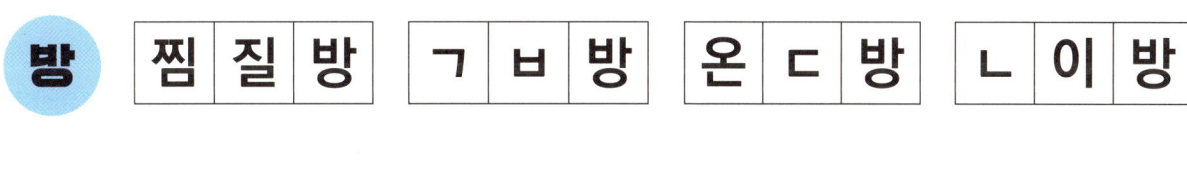

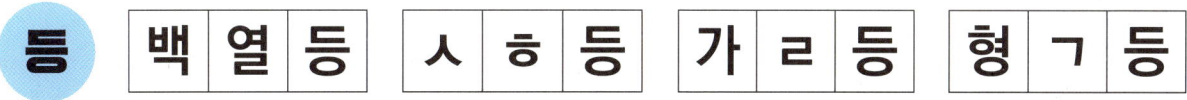

장 | 공 | 장 | 장 | | ㅇ | 습 | 장 | | 운 | ㄷ | 장 | | ㄱ | 연 | 장 |

7일 차

친구

된장이랑 친구는 오래될수록 좋다더니, 맞는 말이야.
젊어서는 삐지고 싸우기도 했는데, 이제는 어떤 일도 웃으며 넘어가.
친구야, 건강 잘 지켜서
모두들 끝까지 잘 놀다 가자~

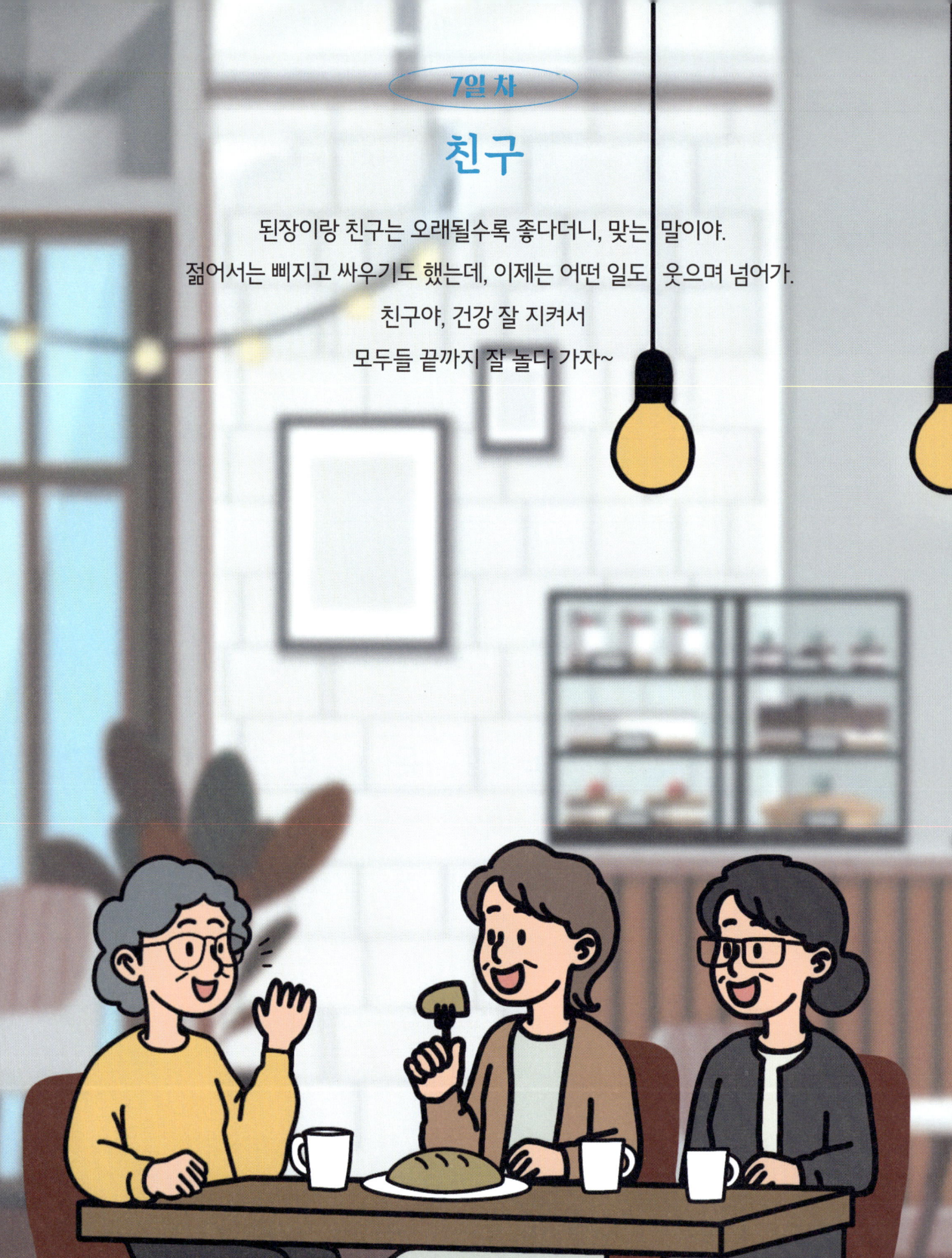

기억력

1. 어릴 때 친했던 친구들의 이름을 기억나는 대로 모두 적어보세요.

_____

_____

기억력

2. 요즘 가장 자주 연락하며 친하게 지내는 친구는 누구인가요? 그 친구에 대해서 소개해 주세요.

_____

_____

_____

기억력

3. 가장 최근에 있었던 친구와의 만남을 떠올려 보세요. 어디서 만나 무엇을 하고 또 무엇을 먹었나요?

_____

_____

_____

기억력

4. OK 할머니는 친구들과의 약속을 다음과 같이 잡았습니다.
   (잘 기억해 두세요. 다음 장에서 물어볼 거예요.)

> **<친구들과 약속>**
>
> 날짜 | 7월 17일
> 시간 | 오전 11시 30분
> 장소 | 시청 앞

기억력

5. 친구들과 간 여행 중 가장 멀리 간 곳은 어디인가요?
   그때 추억을 적어보세요.

_____

_____

_____

_____

언어력

6. 친구와 관련된 사자성어를 따라 써보세요.

- **관포지교** : 친한 친구 사이의 두터운 우정

管	鮑	之	交

- **지란지교** : 지초와 난초처럼 고상하고 맑은 우정

芝	蘭	之	交

- **죽마고우** : '대나무 말을 타고 놀던 오랜 벗'이라는 뜻으로, 어릴 때부터 같이 놀며 자란 벗

竹	馬	故	友

- **금란지계** : 매우 단단하고 변치 않은 우정

金	蘭	之	契

기억력

7. 앞장의 OK 할머니와 친구들의 모임 약속을 기억해서 다음 빈칸을 채워 보세요.

<친구들과 약속>

날짜 | ___월 ___일
시간 | 오전 ___시 ___분
장소 | _____ 앞

계산력

8. OK 할머니는 친구 두 명과 함께 카페에 가서 4,500원짜리 커피 3잔과 6,000원짜리 빵 1개를 주문해 나눠 먹었습니다. 이 금액을 세 사람이 공평하게 나누어 낸다면, 1인당 얼마를 내야 할까요?

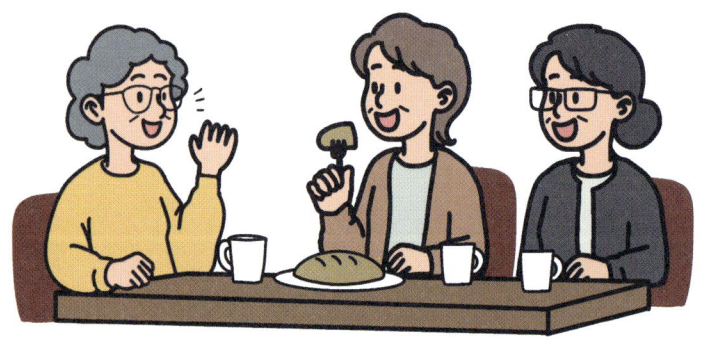

_____ 원

언어력

9. 다음 시를 읽고 네모 안에 들어갈 적절한 단어를 적어보세요.

오래된 ☐

비 오는 날 같이 뛰던 기억,
햇살 아래 소풍 가던 날들,
어릴 적 서로의 비밀을
가장 먼저 나눴던 순간들

흘러간 시간 속에서도
우리의 우정은 바래지 않고
마치 오래된 나무처럼
더 깊이 뿌리내리고 있다.

언어력

10. '구'로 끝나는 단어들을 생각나는 대로 써보세요.

친구, 지구, 농구,

8일 차

취미

나 이화백이라 불러줘.
요즘 그림 배우기 시작했는데 마음만은 중견 화가 저리 갈판.
뭐든 장비 빨이라고 재료는 또 얼마나 사서 쟁여놨는지 몰라.
그렇지만 이 즐거움도 내 허리랑 손목이 허락하는 만큼만이야.

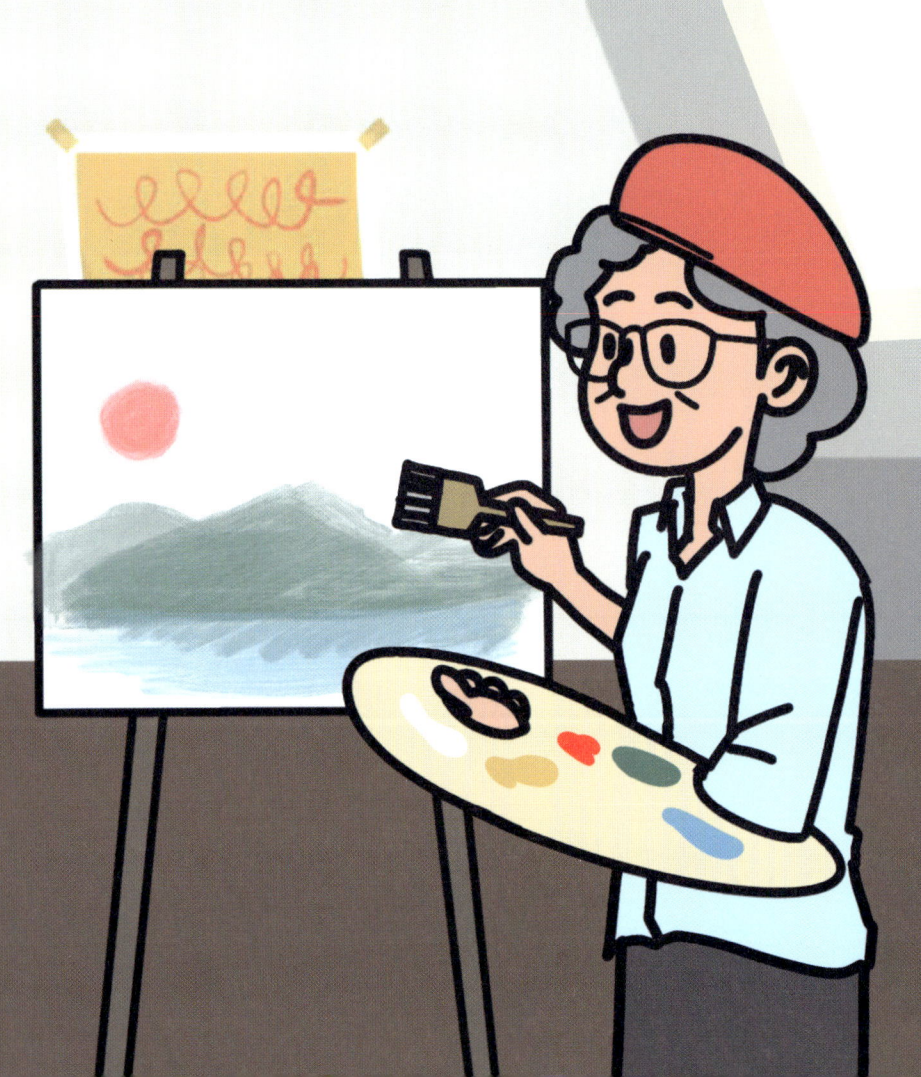

기억력

1. 요즘 가장 즐겁게 하고 있는 취미 활동은 무엇인가요?

_____

새로운 취미 활동을 시작한다면 어떤 것을 해보고 싶나요?

_____

계산력

2. OK 할머니는 복지관에서 3개월 봄학기 그림 교실 수업을 신청했습니다. 수업료는 한 달에 18,000원입니다. OK 할머니가 지불한 총 수업료는 얼마인가요?

_____ 원

연상력

3. '그림'과 관련된 단어들을 생각나는 대로 모두 적어보세요.

색연필, 화가 _____

_____

_____

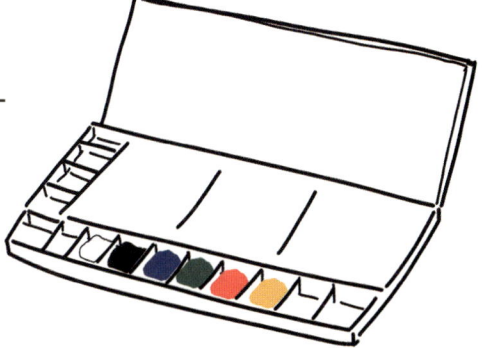

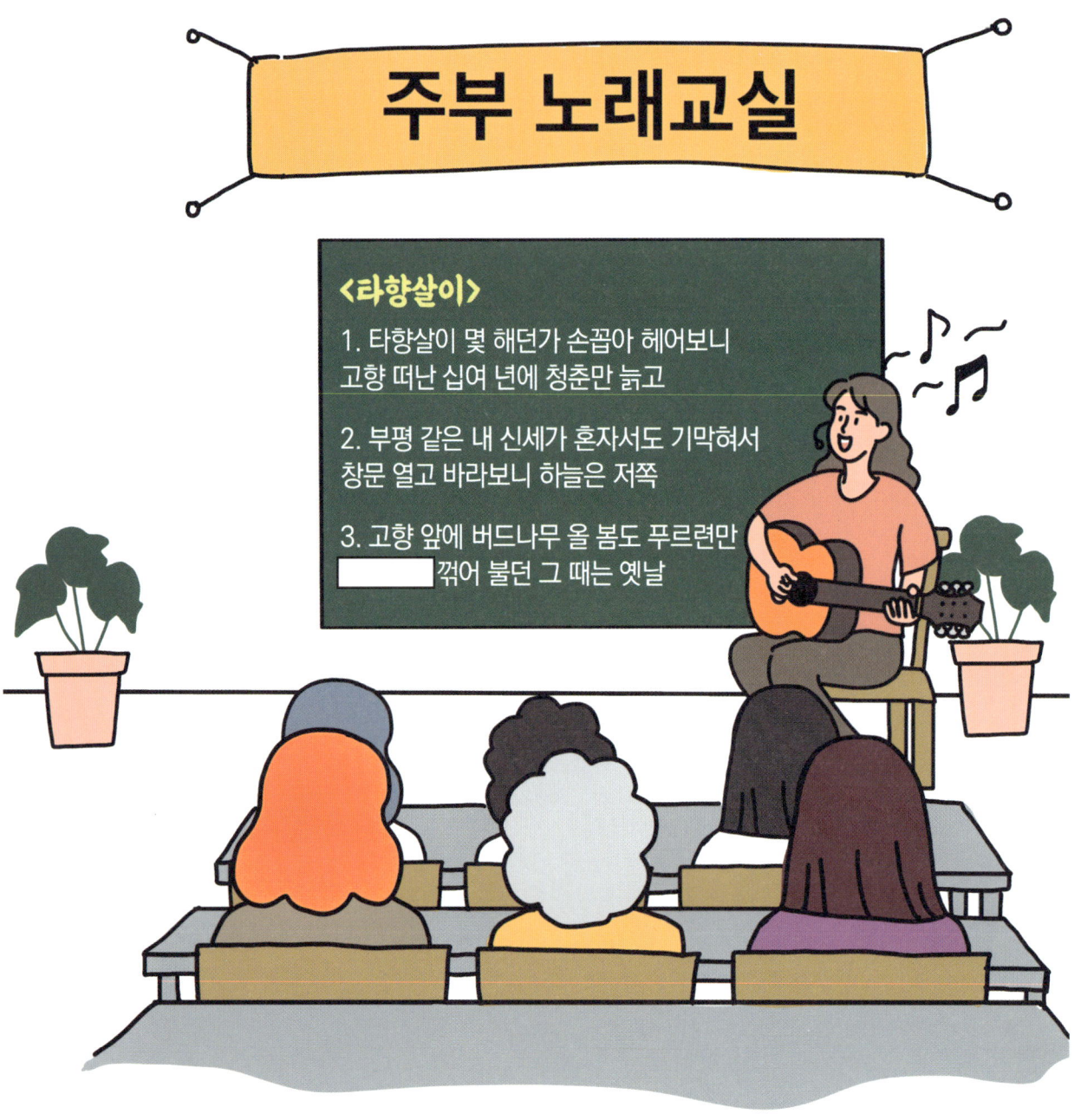

기억력

4. 네모 안에 들어갈 노래 가사는 무엇인가요?

※ 힌트 : 버들잎을 접어 물고 피리 소리처럼 내어 부는 것

기억력

5. 다음 빈칸을 채워 노래 제목을 완성해 보세요.

① 목포의 (　　　)　　　② 울고 넘는 (　　　)

③ (　　　) 영동교　　　④ 돌아가는 (　　　)

⑤ (　　　)야 울지마라　⑥ 안개 낀 (　　　) 공원

⑦ 님과 (　　　)　　　⑧ 동백 (　　　)

⑨ 눈물 젖은 (　　　)　⑩ 굳세어라 (　　　)

⑪ 섬마을 (　　　)　　⑫ 단장의 (　　　)

기억력

6. 알고 있는 가수 이름을 10명을 적고, 그중에서 가장 좋아하는 가수 이름에 별표(☆)를 치세요.

_____

_____

상상력

7. 전국노래자랑에 나가게 된다면 어떤 노래를 부르고 싶은지 생각해 보고, 그 노래 가사 중 몇 소절을 적어보세요. (전체 가사를 외워 쓸 수 있다면 최고!)

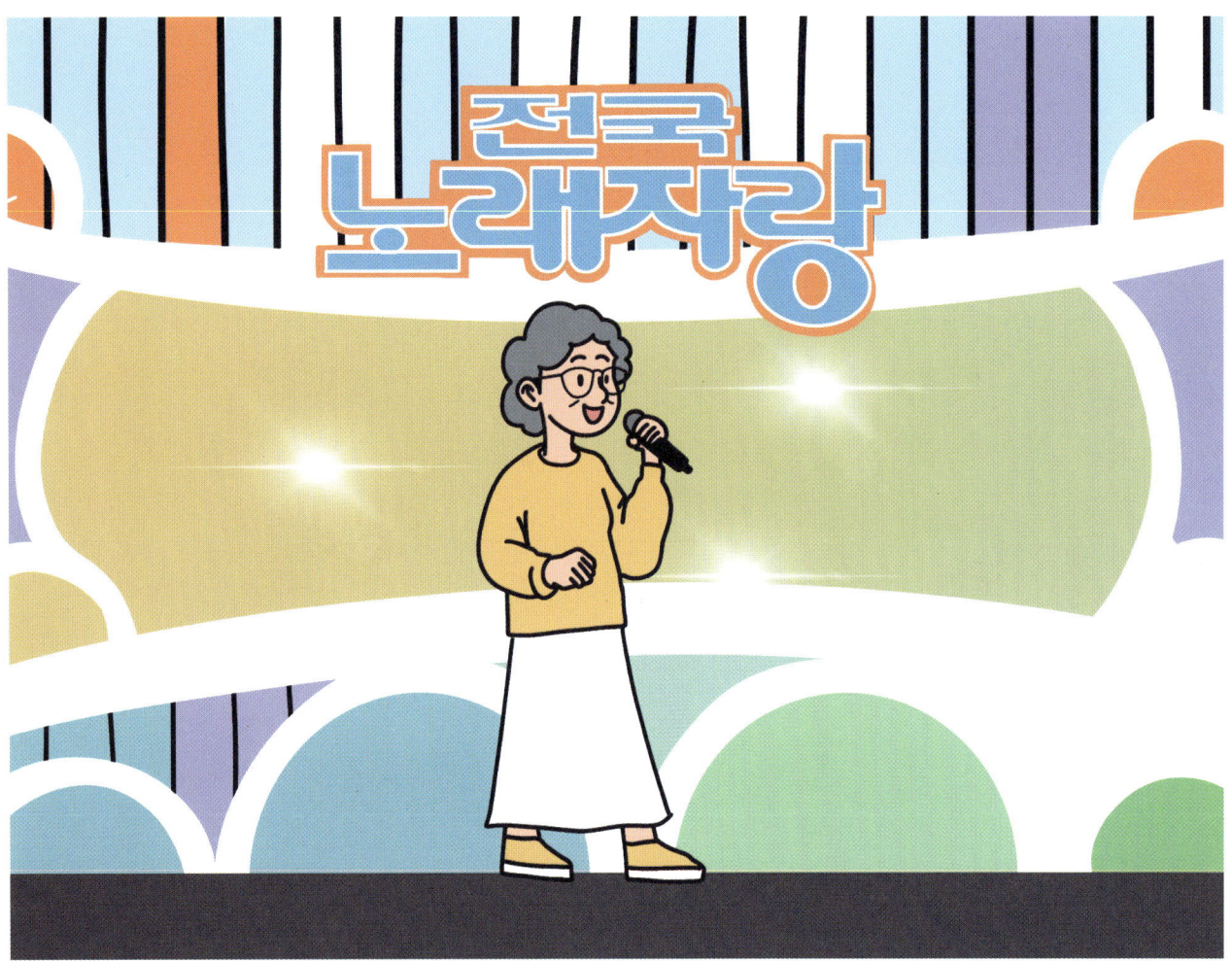

참가곡(애창곡) : _____

가사 : _____
_____
_____

언어력

8. 다음은 악기 이름입니다. 초성을 보고 빈칸을 채워보세요.

ㅂ이올ㄹ   ㅍㅇㄴ   ㄱㅇ금

ㄲ과ㄹ   ㅎㅗㄴㅋ   ㅌㅂ린

언어력

9. 다음 단어로 시작하는 단어들을 적어보세요.

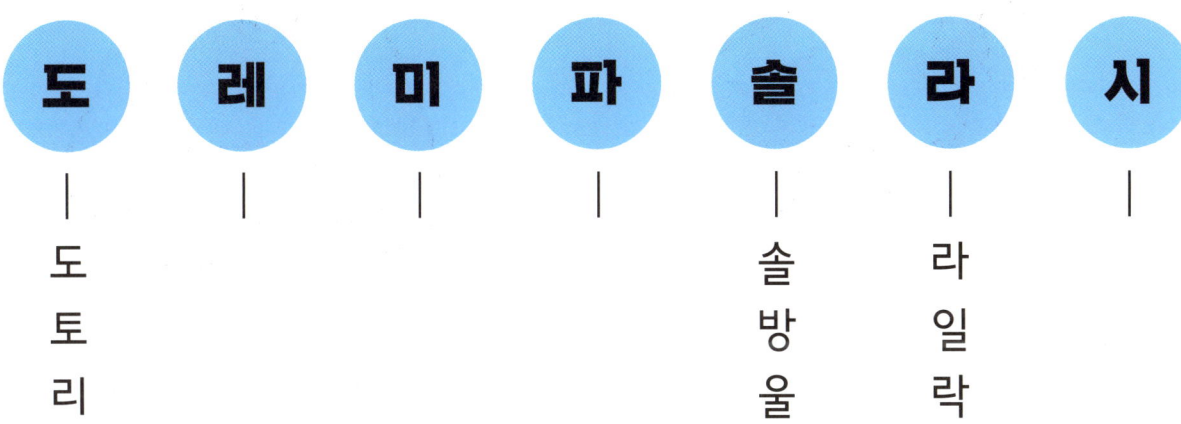

계산력

10. 노래 교실 회원은 총 32명입니다.
     한 줄에 7명씩 앉는다면 몇 줄이 필요할까요?

_____ 줄

9일 차

외출

친구랑 약속이 있어 모처럼 지하철 타고 서울로 외출했는데,
출구가 얼마나 복잡하던지 왔다리 갔다리.
왜 안 오냐고 전화통은 불나고 난 혼자 숨바꼭질 중.

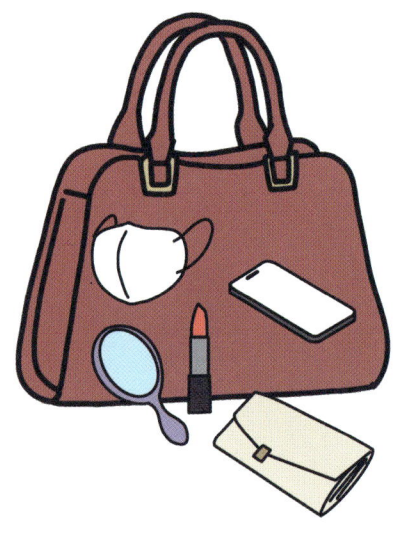

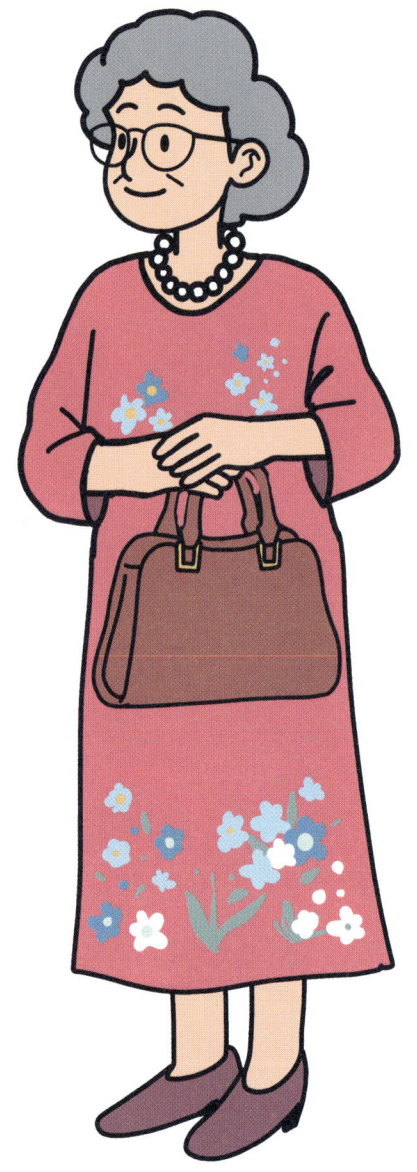

기억력

1. 평소 외출할 때 내 가방 안에 무엇이 들어있는지 가방 그림 안에 적어보세요.

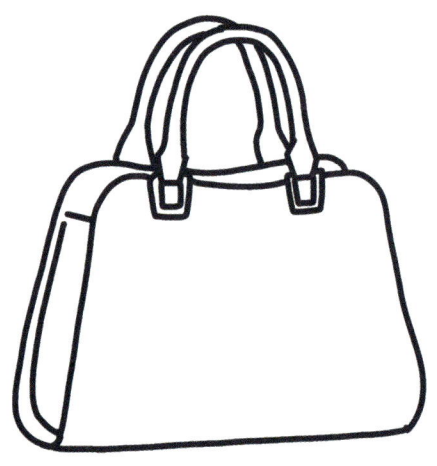

기억력

2. 외출하기 전 마지막에 하는 일은 어떤 것들이 있나요? 아래 체크 리스트에 외출 전 꼭 해야 할 일들을 적어보세요.

☑ 마스크 챙기기
☐ _____
☐ _____
☐ _____
☐ _____

계산력

3. 친구와 10시에 약속이 있습니다. 약속 장소까지 가려면 집에서 걸어서는 33분, 버스를 타면 12분 걸립니다. 정확히 10시에 도착하려면 언제 출발해야 할까요?

버스 타는 시간 = [9]시 [48]분

걸어갈 때, 집에서 나가는 시간 = [9]시 [27]분

기억력

4. 최근 집 근처를 벗어나 외출한 적이 있나요? 그 외출의 목적과 장소를 말해 보세요. 어떤 교통수단을 이용했는지도 자세히 적어보세요.

_____

_____

_____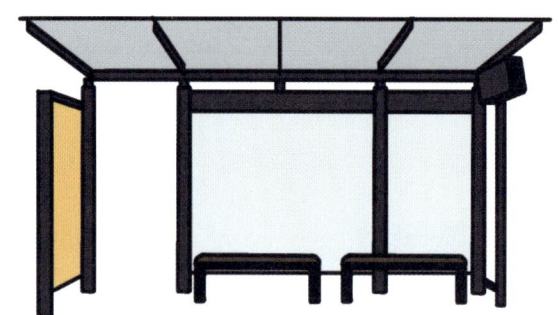

기억력

5. 우리 집에서 가장 가까운 버스정류장 이름을 기억해서 적어보세요.

_____

기억력

6. 자주 타는 버스 번호와 지하철 노선을 적어보세요.

버스	번	번	번
지하철	선	선	선

판단력

7. 아래 그림은 버스 노선도입니다. 그림을 잘 보면서 질문에 답해 보세요.

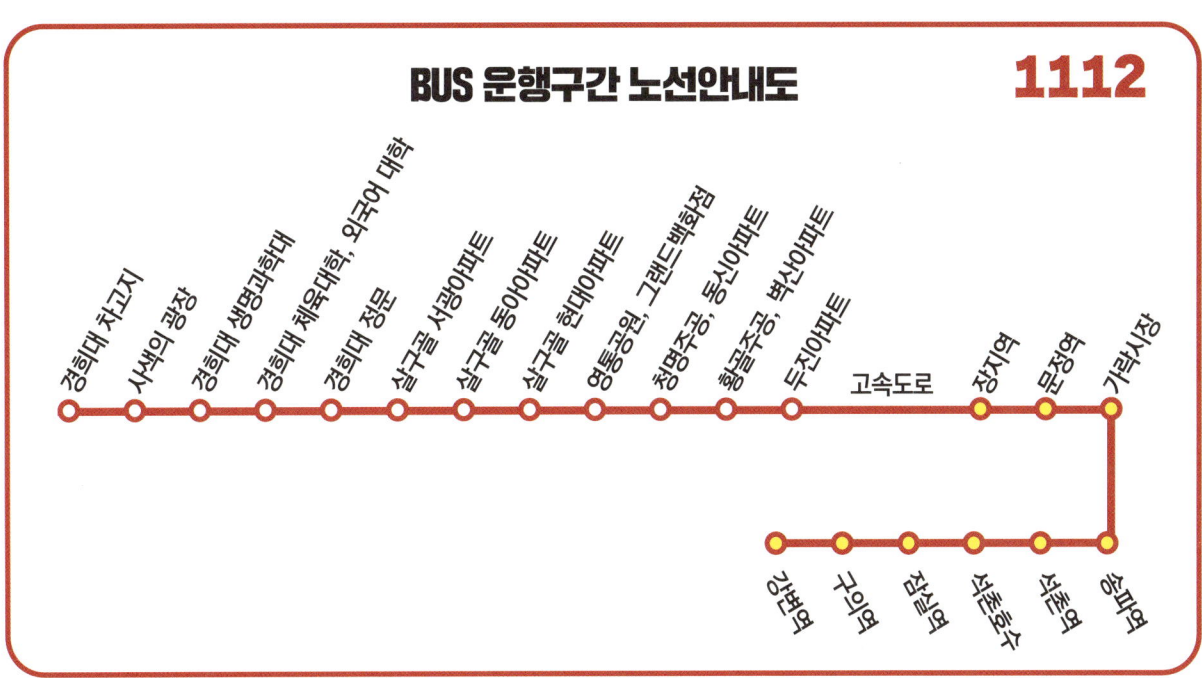

1) 석촌호수, 영통공원을 찾아 동그라미 쳐보세요.

2) 가락시장에서 버스를 타서 몇 정거장을 더 가면 경희대 정문에서 내릴 수 있을까요?

_____

3) 강변역과 송파역 사이에 있는 정류장을 다 적어보세요.

_____

10일 차

운동

늙으면 근육 부자가 최고라더라.
오늘도 우리나라 최고 재벌을 꿈꾸며
엘리베이터를 포기하고 계단을 선택했어.
아이고, 내 다리~!!

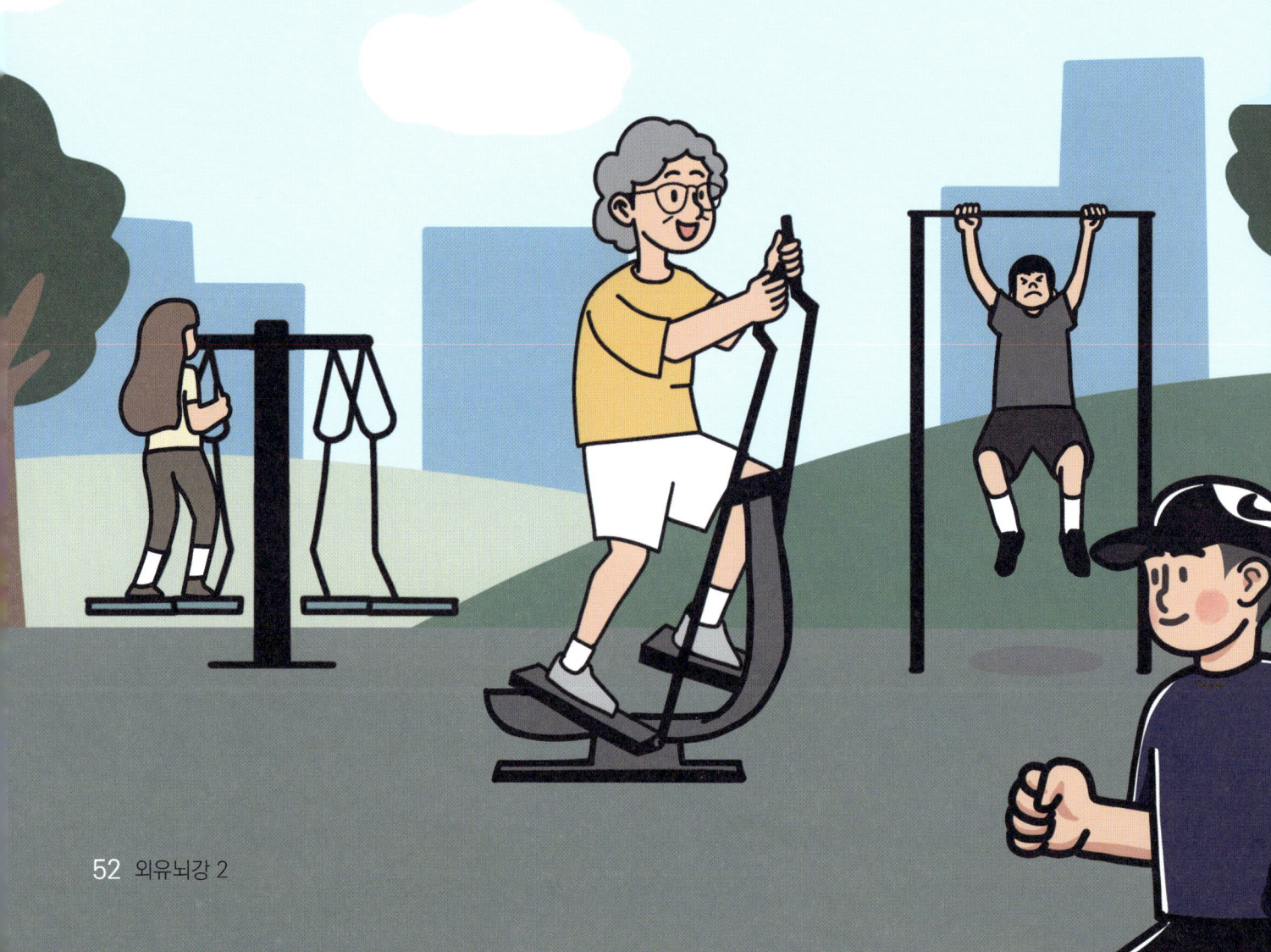

기억력

1. 하루에 운동하는 시간이 얼마나 되나요?
   주로 어떤 운동을 하나요?

   _____

   _____

계산력

2. 하루에 30분씩 걷기 운동을 한다면 일주일(7일) 동안 총 몇 시간, 몇 분을 운동하는 걸까요?

   _____ 시간 _____ 분

계산력

3. 하루 목표 걸음 수를 7,500보로 정했습니다. 오전에 3,000보를 걷고, 오후에 2,800보를 걸었다면, 저녁에는 몇 보를 더 걸어야 목표를 달성할 수 있을까요?

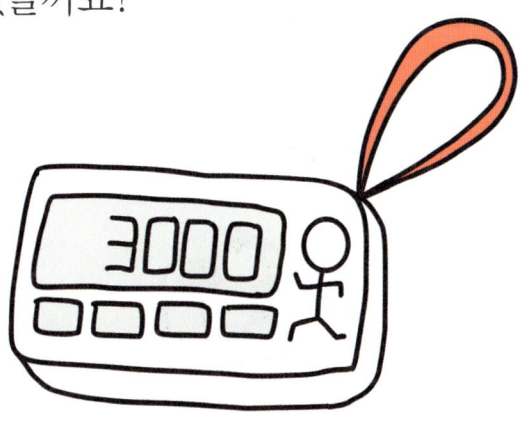

_____ 보

계산력

4. 1분에 68보를 걷는다면, 30분 동안 몇 걸음을 걸을 수 있을까요?

_____ 보

판단력

5. 서로 관련된 것끼리 짝지어 보세요.

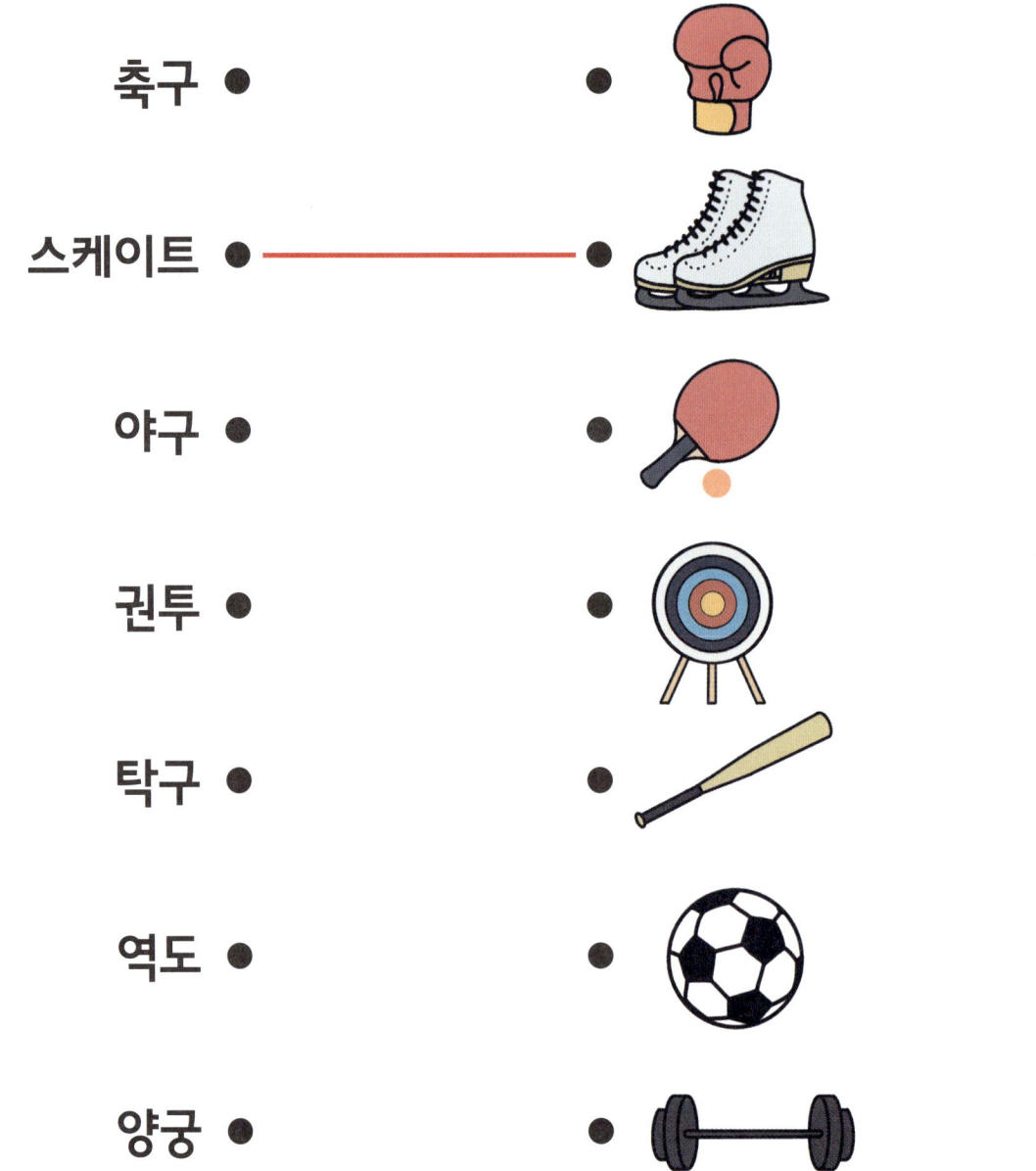

집중력

6. 올림픽 대회에서 볼 수 있는 운동 종목들을 모두 찾아서 동그라미 쳐보세요. (총 12개입니다.)

강	남	펜	싱	성	은	의	성
역	도	볼	어	도	혜	유	하
니	스	각	수	태	권	도	은
육	명	태	영	망	승	수	하
상	사	격	석	민	마	라	톤
궁	나	란	레	조	동	계	물
역	탁	구	슬	가	시	상	감
헬	스	리	링	남	양	궁	주

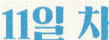

11일 차

요리

세상에서 어떤 음식이 제일 맛있냐 물으면
나 포함 모든 할매들 대답은 다 똑같을 거야.
바로~~ '남이 해준 밥!'. 밥하는 거 조기졸업 없나.

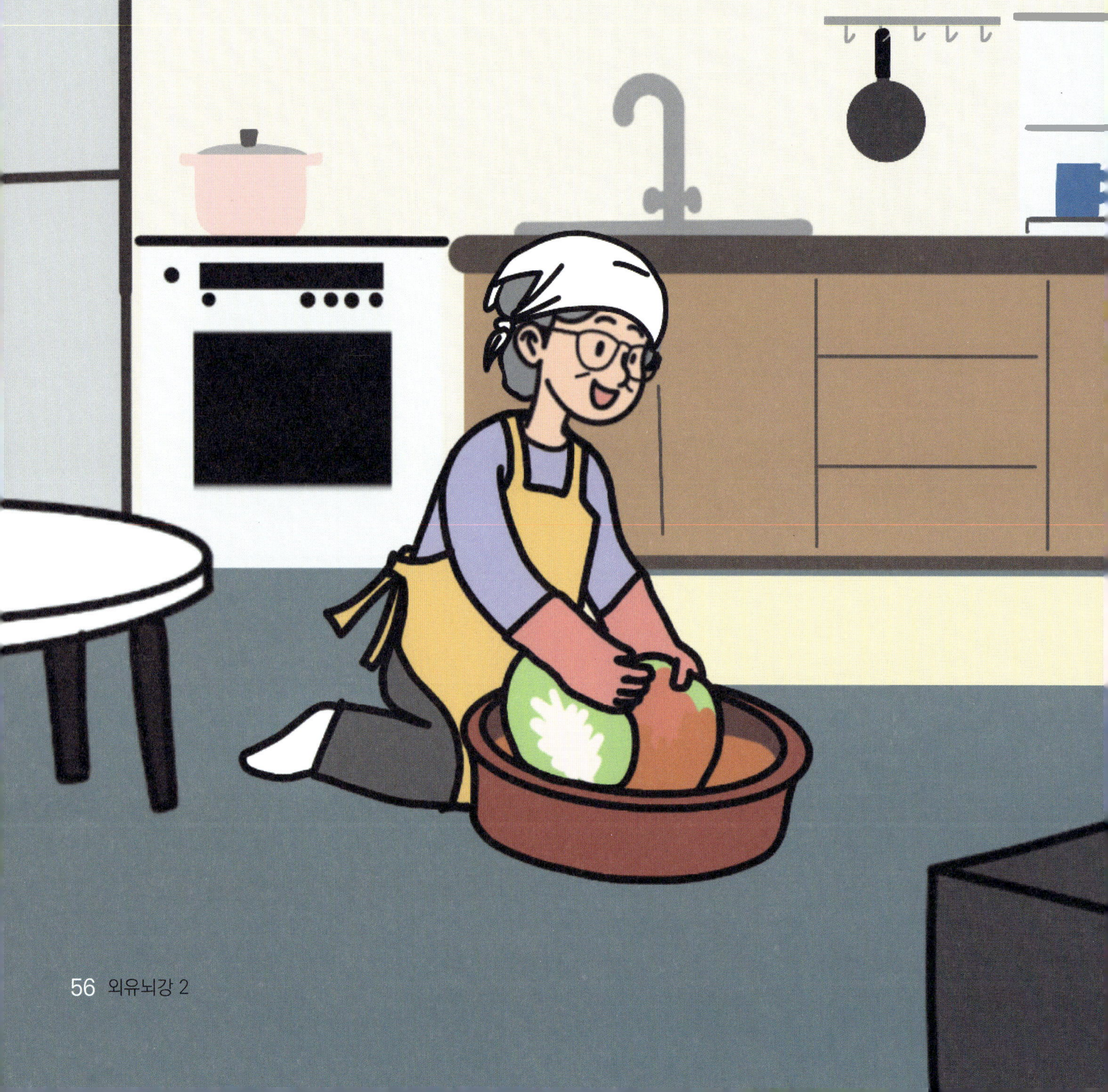

언어력

1. 다음 빈칸에 다양한 종류의 김치 이름들을 넣어보세요.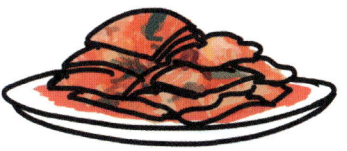

| 갓 | 김 | 치 | | | 김 | 치 | | | | 김 | 치 |

| | | 김 | 치 | | 배 | 추 | 김 | 치 | | | | 김 | 치 |

기억력

2. 평소 자주 해 먹는 반찬 5가지를 적어보세요.

_____

_____

기억력

3. 지금 우리 집 냉장고 안에 들어있는 음식이나 식재료를 적어보세요.

_____

_____

_____

기억력

4. 제일 자신 있는 요리는 무엇인가요? 요리법을 순서대로 적어보세요.

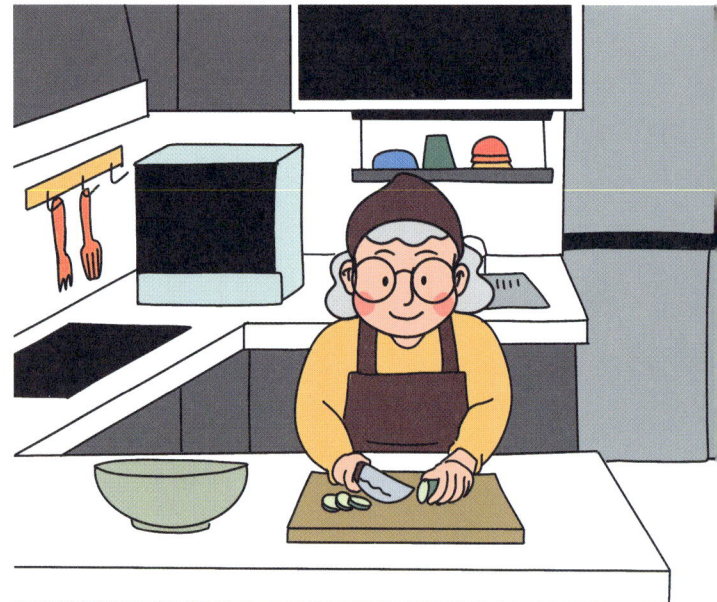

기억력

5. 다음 제시하는 단어들을 15초간 읽고 외워보세요.
   다음 장에서 기억해서 적어볼 겁니다.

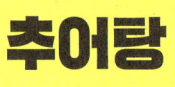   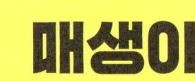   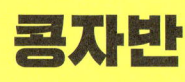

언어력

6. 국이나 탕, 찌개 이름들을 기억하여 다음 빈칸을 채워보세요.

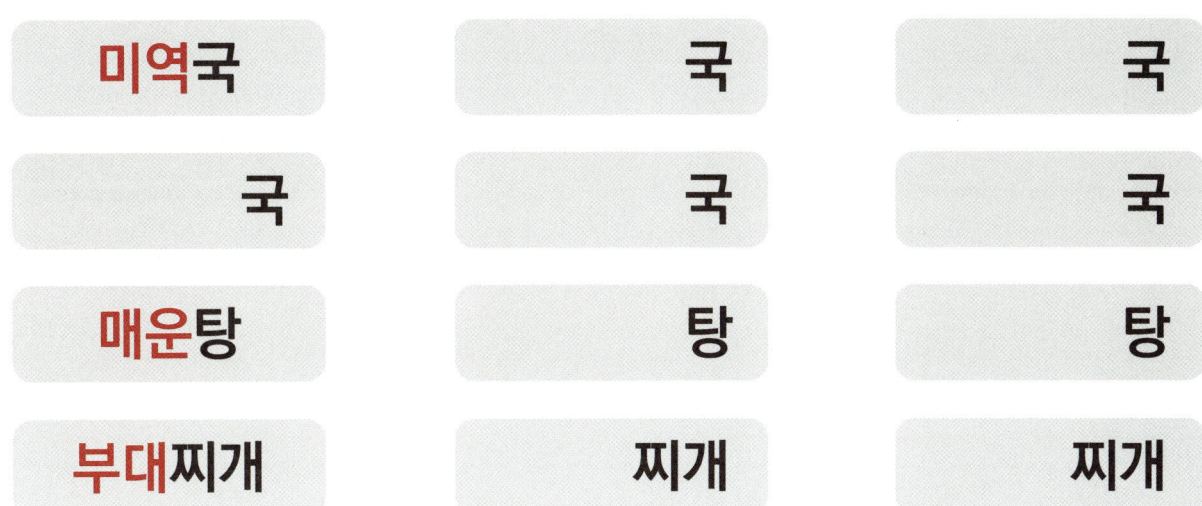

언어력

7. 네모 칸 안에 섞여 있는 글자들을 재배치하여 음식 이름을 만들어 보세요.

예시) 음 치 멸 볶 → 멸 치 볶 음

라 후 이 란 계 → ☐ ☐ ☐ ☐ ☐

물 국 나 콩 → ☐ ☐ ☐ ☐   찜 비 갈 → ☐ ☐ ☐

볶 제 음 육 → ☐ ☐ ☐ ☐   빔 비 밥 → ☐ ☐ ☐

판단력

8. 나는 무엇일까요?

봄철에 즐겨 먹는 산나물로 나무의 어린 순을 말합니다. 특유의 향과 쌉쌀한 맛이 특징입니다. 종류는 크게 나무○○, 땅○○, 개○○이 있습니다. 주로 데쳐서 초고추장에 찍어 먹거나, 무침, 튀김 등으로 활용합니다.

_____

기억력

9. 주방에서 흔히 사용하는 요리 도구들을 생각나는 대로 써보세요.

뒤집개, 냄비, _____

_____

_____

기억력

10. 앞 장에서 외운 3개의 단어 기억하시죠? 한번 적어볼까요?

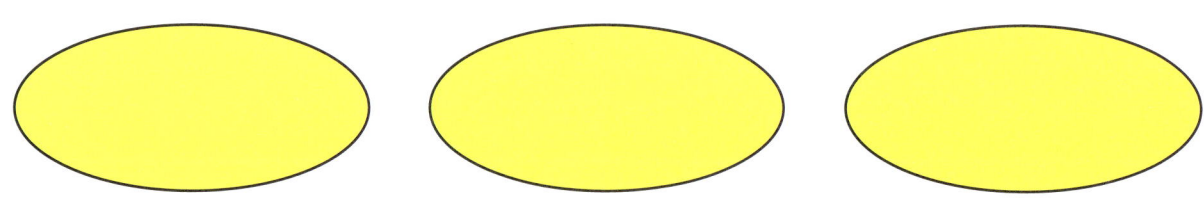

판단력

11. 식혜를 만드는 과정입니다. 순서에 맞게 번호를 붙여 보세요.

☐ 엿기름을 물에 불린 뒤, 체에 걸러 맑은 엿기름물을 준비한다.

☐ 약 6시간 정도 따뜻한 곳에 두어 삭힌다.

☐ 밥을 고슬고슬하게 지은 후 엿기름물과 섞는다.

☐ 밥알이 동동 뜨면 건져내고, 설탕과 생강을 넣고 끓인다.

☐ 충분히 식힌 후 밥알을 넣고 냉장고에 보관하고 시원하게 마신다.

계산력

12. 오늘 OK 할머니는 반찬을 만들기 위해 마트에 들러 장을 봤습니다. 아래에 있는 물품을 구매했다면 총 얼마를 지불했을까요?

구분	가격
두부 한 모	2,200원
고등어 한 마리	3,500원
양파 한 망	4,900원

_____ 원

12일 차

두뇌 집중의 힘 2

계산력

1. 아래 표의 숫자에 질문대로 표시해 보세요.

14	26	71	45	8	35	61	21	44	2
55	82	20	94	49	89	16	60	76	31
9	77	63	40	67	54	13	70	50	10
51	86	5	97	30	78	58	85	23	43
32	59	68	90	1	46	81	37	65	53
15	72	22	36	92	62	84	25	75	6
41	91	11	73	57	98	29	88	64	34
28	99	79	47	17	87	3	95	56	19
66	24	100	33	96	52	74	48	69	38
4	80	42	18	93	7	39	83	27	12

① 1~100까지 순서대로 찾아서 ○로 표시해 보세요.

② 3의 배수는 △로 표시해 보세요.

③ 7의 배수는 V로 표시해 보세요.

계산력

2. 콩, 마늘, 멸치의 수를 세어본 후, 아래 계산 문제를 풀어보세요.

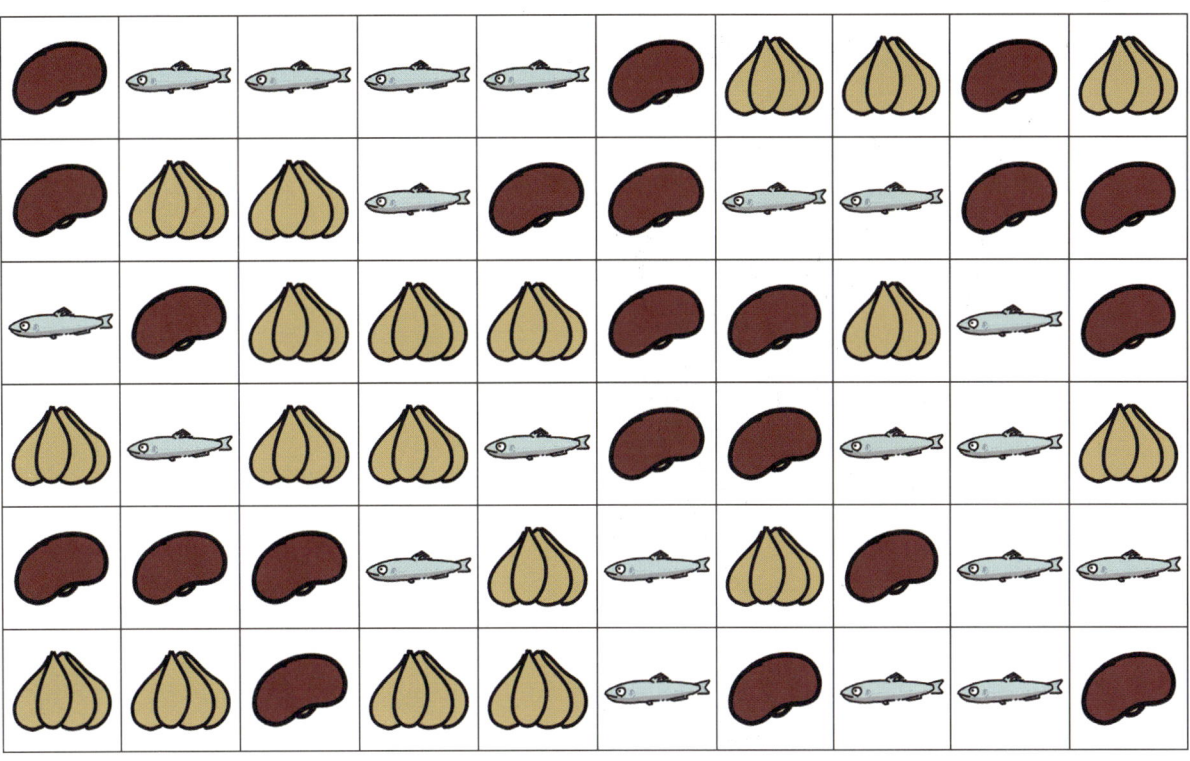

콩 　　개　　멸치　　마리　　마늘　　개

① 콩 x 멸치 x 마늘 =

② 콩 x 멸치 – 마늘 =

③ 콩 + 멸치 – 마늘 =

④ 콩 x 멸치 + 마늘 =

시공간력

3. 나머지 반쪽을 그려 그림을 완성해 보세요.

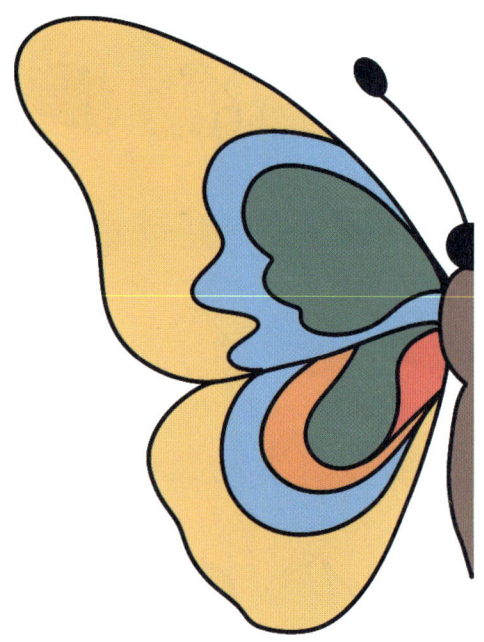

집중력

4. 영어 알파벳 소문자 b를 모두 찾아 동그라미 쳐보세요.

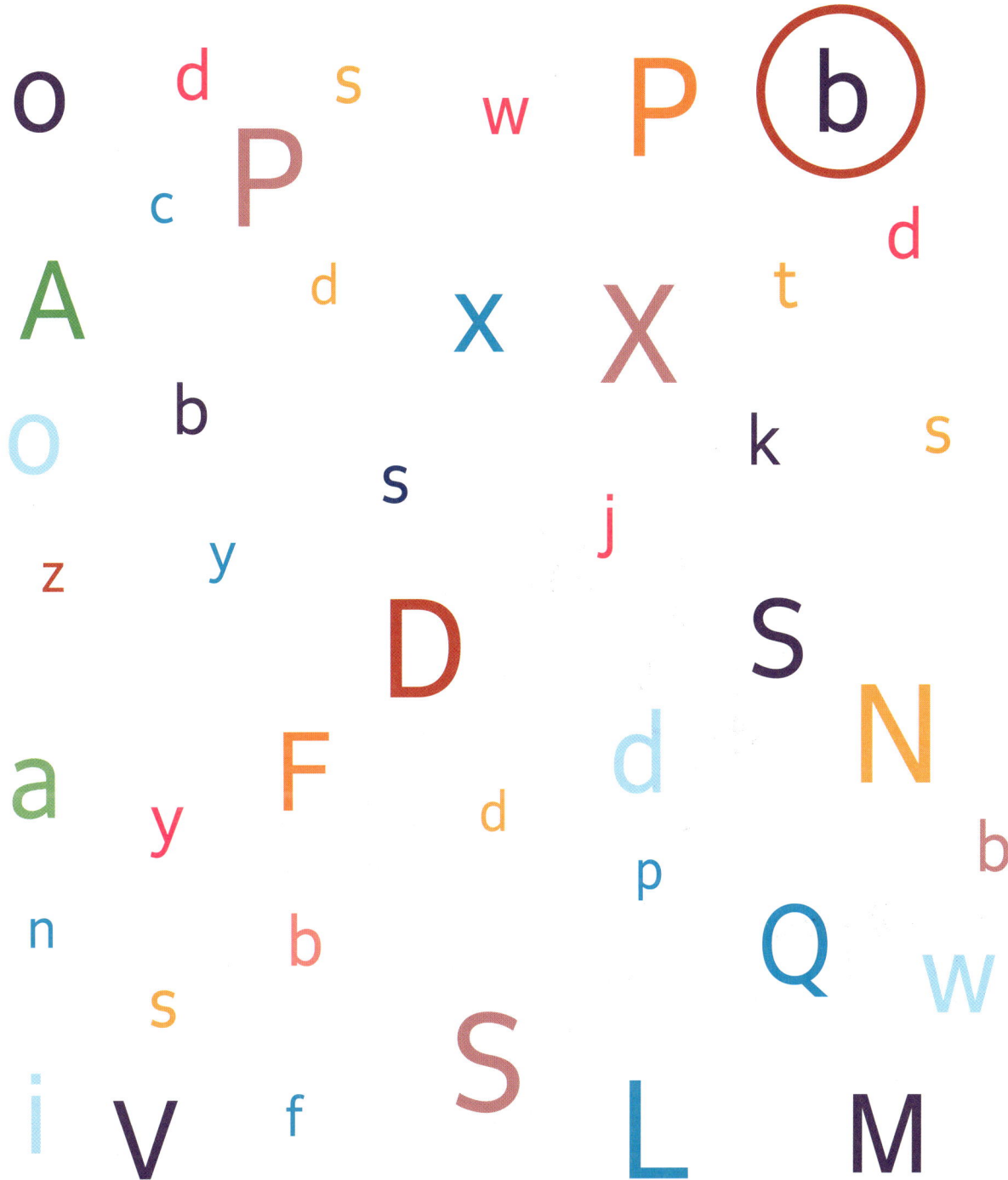

13일 차

생일

오늘 내 생일이라고 촛불 불었어. 요즘은 머리에 왕관도 씌워주네.

공주도 되어보고, 선물도 받고 너무 행복했는데…

갑자기 우리 엄마 생각이 나더라.

이상하게 이 나이가 돼도 생일엔 꼭 엄마가 떠올라.

집중력

1. 다음 그림을 다양한 색으로 칠해보세요.

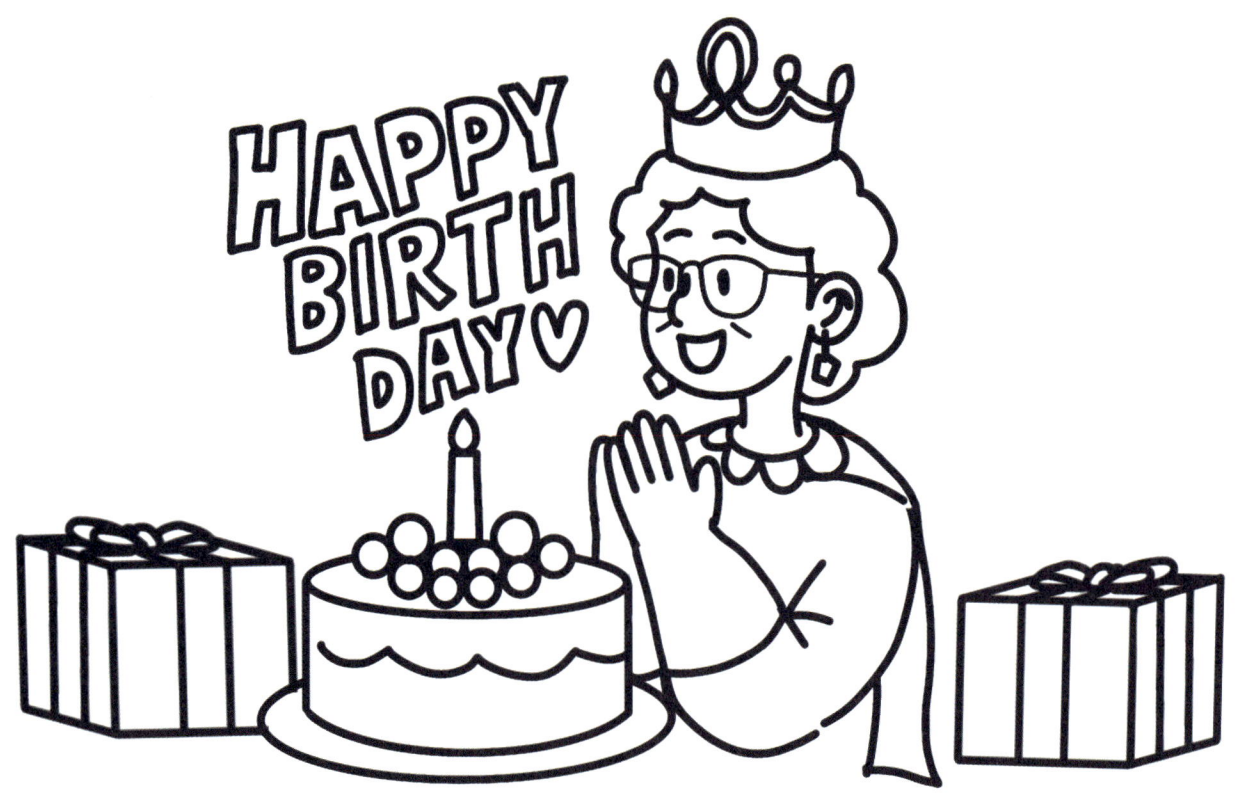

기억력

2. 내 생일은 (음력 / 양력) _____월 _____일입니다.

판단력

3. 올해 내 생일은 무슨 요일에 있나요?

_____요일

기억력

4. 다음은 한국 전통 연령 명칭입니다. 빈칸에 알맞은 나이를 넣어주세요.

· 환갑	세	· 산수	80세
· 진갑	세	· 미수	88세
· 고희	세	· 백수	세
· 희수	77세	· 상수	100세

기억력

5. 지금껏 살아오면서 가장 기억에 남는 생일 선물은 무엇인가요?

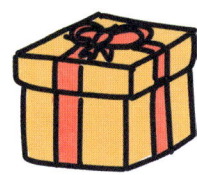

_____

이번 내 생일에 가장 받고 싶은 선물은 무엇인가요?

_____

기억력

6. 가장 최근 내 생일에 무엇을 했는지 기억하고 있나요? 누구와 어디서 어떻게 보냈는지 떠올려서 써보세요.

_____

_____

계산력

7. OK 할머니 생일날 7명이 식당에 모였고, 1인당 9,800원짜리 식사를 했습니다. 총 식비는 얼마가 나왔을까요?

_____ 원

기억력

8. 가족들 생일 날짜를 모두 적어보세요.

_____

_____

_____

언어력

9. 다음 글자들을 조합하여 생일 파티와 관련된 단어를 만들어 보세요.

| 물 | 케 | 촛 | 선 | 이 | 축 | 풍 | 크 | 하 | 불 |

예) 선물, 축하
_____

_____

계산력

10. OK 할머니는 손자가 10살, 손녀가 7살입니다. 두 사람의 나이를 합한 값을 OK 할머니의 나이인 76에서 빼면 몇이 남을까요?

_____

14일 차

핸드폰

이 쪼끄만 기계가 요물이야. 옛날엔 이거 없이도 잘만 살았는데,
요즘 세상은 하나같이 이것만 붙들고 있으니 원… 사실, 나도 얘랑 제일 친해.

기억력

1. 다음 물음에 답해보세요.

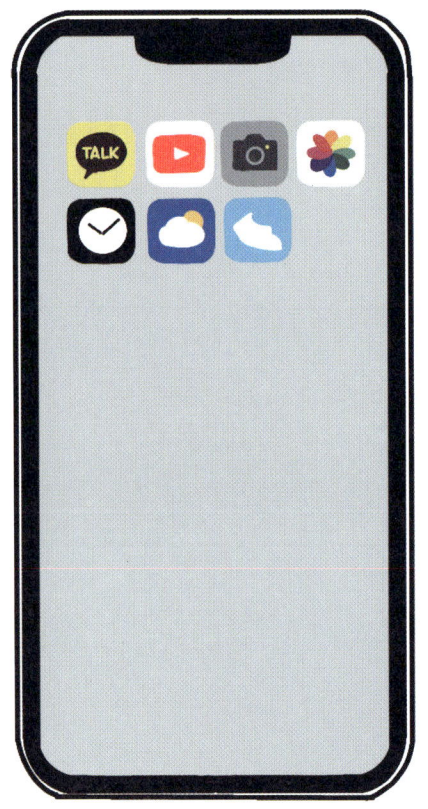

1) 요즘 내 핸드폰에서 가장 많이 사용하고 있는 기능 2가지를 적어보세요.

_____

_____

2) 가장 최근에 전화 통화한 사람은 누구인가요?

_____

3) 최근에 받은 문자나 카톡 중 기억나는 한 가지를 써보세요.

_____

집중력

2. 핸드폰에 있는 두 사진을 비교해 보며 서로 다른 부분 4개를 찾아 동그라미를 쳐보세요.

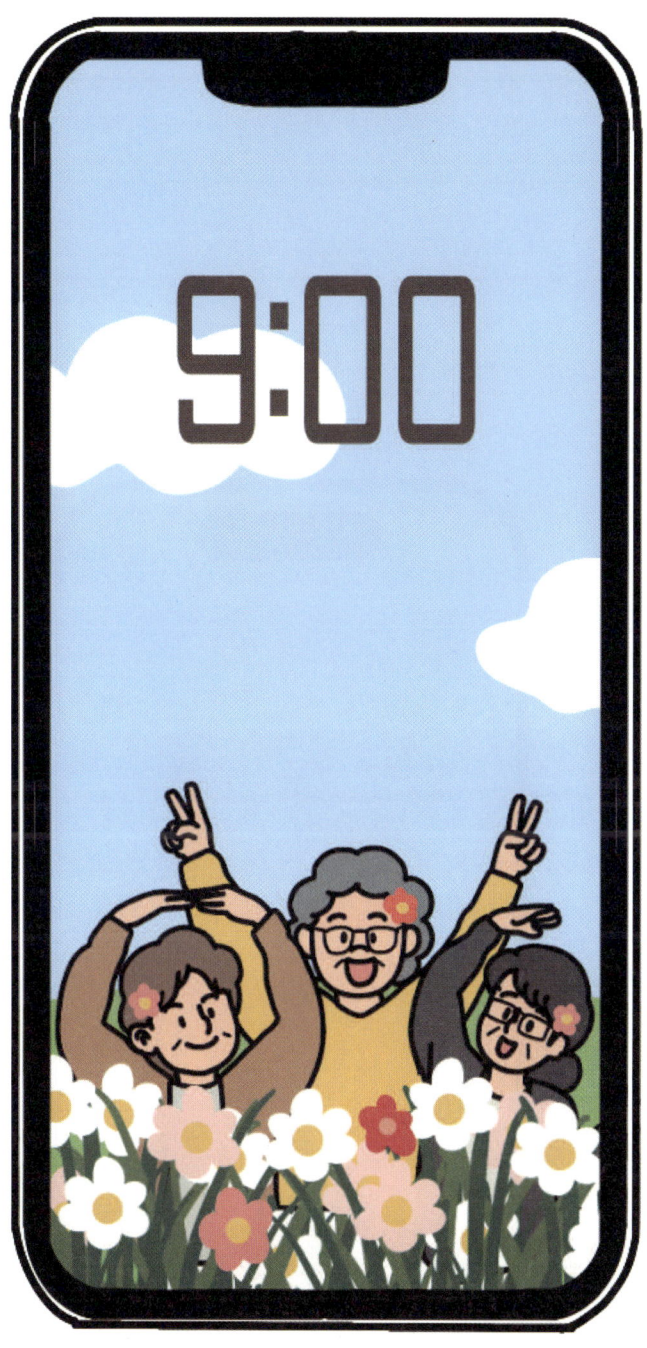
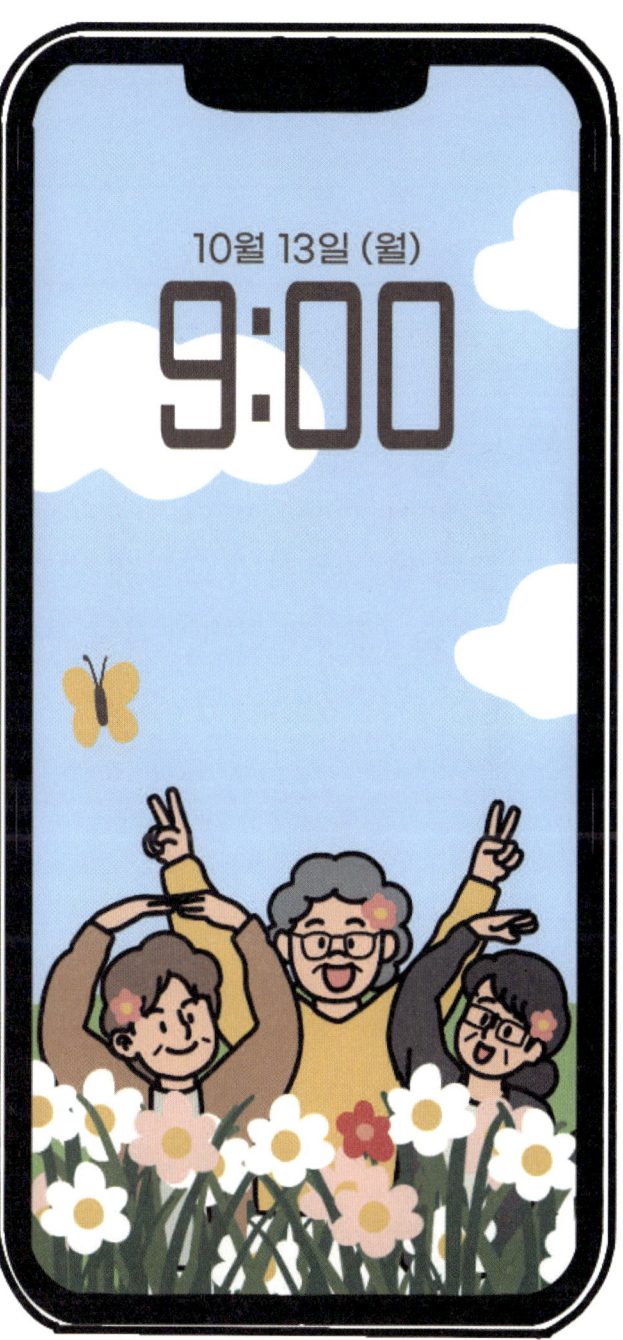

기억력

3. 내 핸드폰 안에 저장되어 있는 사진들 중 가장 최근에 찍은 사진을 설명해 보세요.

예) 이번 봄에 친구들과 섬진강 벚꽃놀이 가서 찍은 사진

_____

_____

_____

기억력

4. 평소 외우고 있는 전화번호가 있다면 왼쪽 핸드폰 화면 그림에 번호를 눌러보세요. (없다면 이번엔 가장 가까운 사람의 연락처를 하나쯤 외워봐요!)

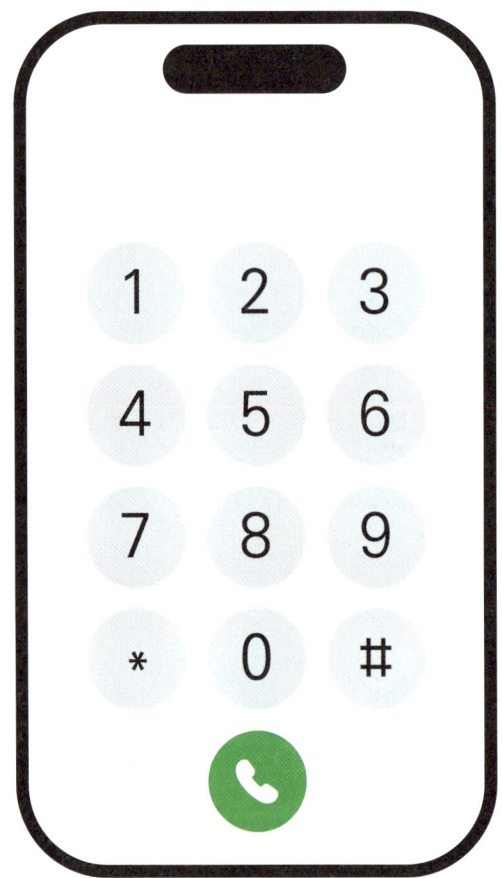

판단력

5. 누군가와 핸드폰으로 통화를 할 때 올바른 단계를 순서대로 번호를 적어보세요.

( ) 전화 걸고 싶은 상대방의 이름을 누른다.

( ) 통화 버튼을 누른다.

( ) 연락처 목록에서 상대방의 이름을 찾는다.

( ) 상대방과 통화한다.

계산력

6. OK 할머니는 핸드폰으로 사진을 1주일에 최소 20장씩 찍습니다. 1년(52주) 동안 찍은 사진은 총 몇 장 이상일까요?

_____ 장

연상력

7. 핸드폰 하면 떠오르는 단어 3개를 적어보세요.

예) 충전기, 통화

계산력

8. 현재 핸드폰 배터리가 40% 남아 있습니다. 한 시간에 8%씩 줄어든다면, 몇 시간 후에 배터리가 0%가 될까요?

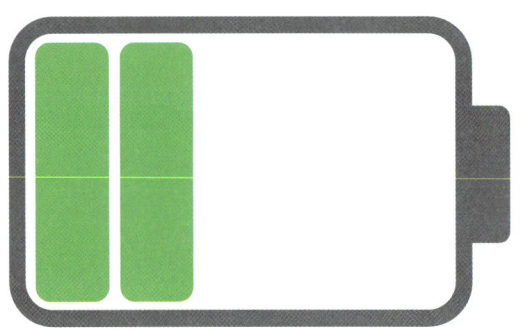

_____ 시간

창의력

9. 다음 빈칸에 들어갈 말을 생각해 보고, 적당한 단어를 넣어보세요.

핸드폰은 참 ○○하다

_____

상상력

10. 핸드폰에 이런 기능이 더 있으면 좋겠다고 생각하는 게 있을까요? 말이 안돼도 좋아요. 상상의 나래를 펼쳐 보세요.

_____

_____

기억력

11. 요즘 핸드폰으로 가장 많이 보는 동영상은 무엇인가요?

예) 유튜브로 임영웅 노래 듣기, 건강 정보
_____

_____

시지각력

12. 현재 내 핸드폰 안에 저장되어 있는 사진은 총 몇 장인가요? 핸드폰 속 사진이 저장된 곳에 들어가 확인해 보세요.

_____ 장

계산력

13. OK 할머니는 오후 2시 25분에 핸드폰 충전을 시작했습니다. 365분 동안 충전하면 몇 시 몇 분이 될까요? 아래 시계에 그려보세요.

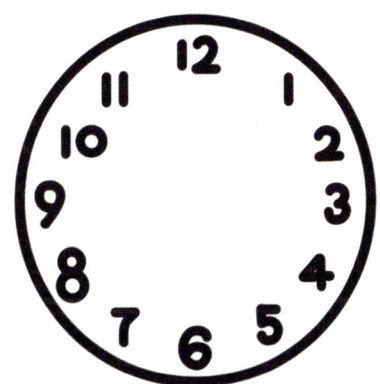

15일 차

시장

시장에 갔다가 과일값이 금값이라 들었다 놨다 들었다 놨다…
결국은 장바구니 가볍게 돌아왔어.
복숭아 타령을 해대는 남편한텐 당뇨니까 과일 금지라고 해야 할까 봐.

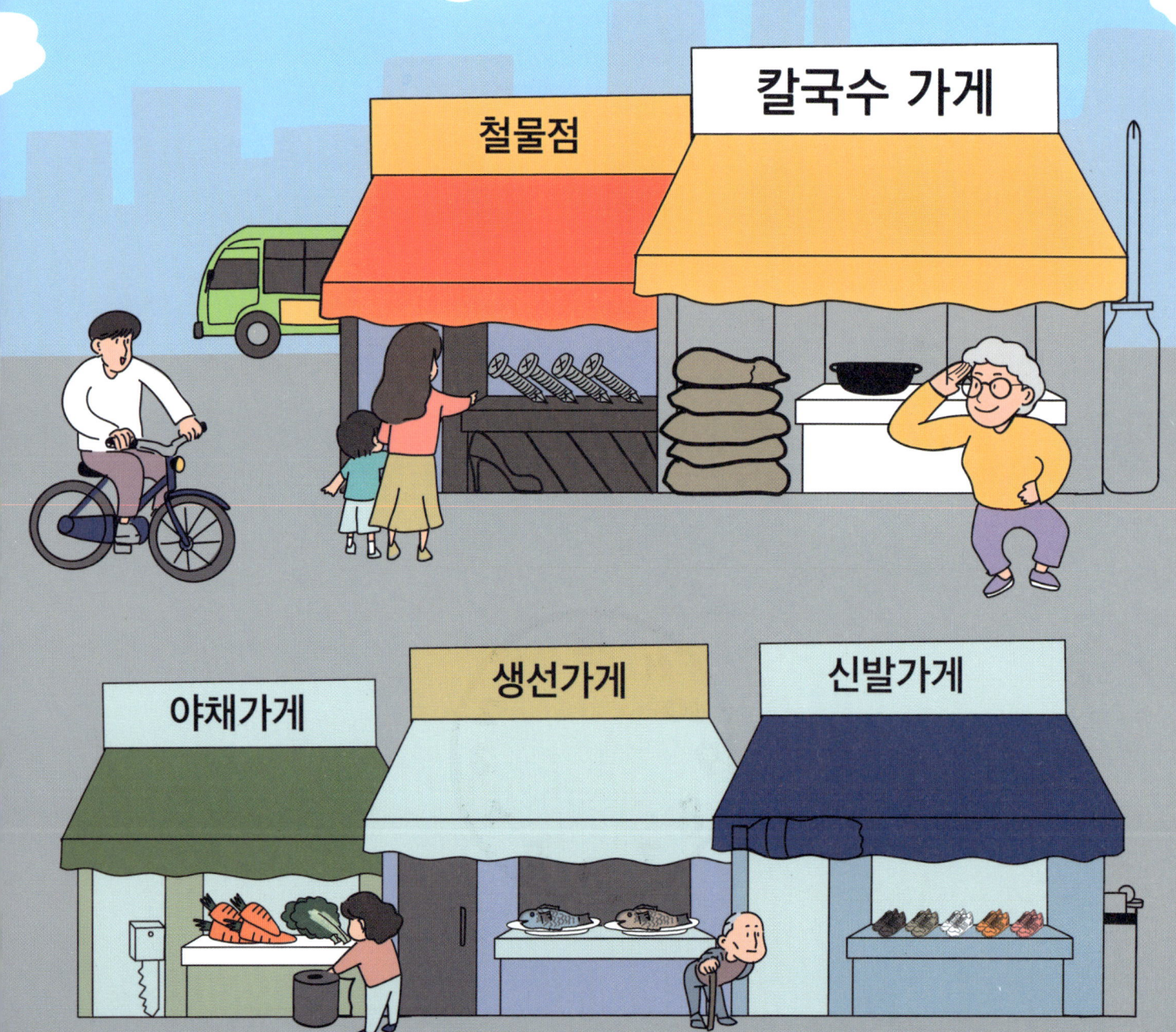

집중력

1. 시장 그림에 숨은 그림들이 있습니다. 라이터, 휴지, 가지, 열쇠, 페트병, 드라이버, 구두를 찾아보세요.

계산력

2. 다음 가격표를 보고 알맞은 금액을 빈칸에 써보세요.

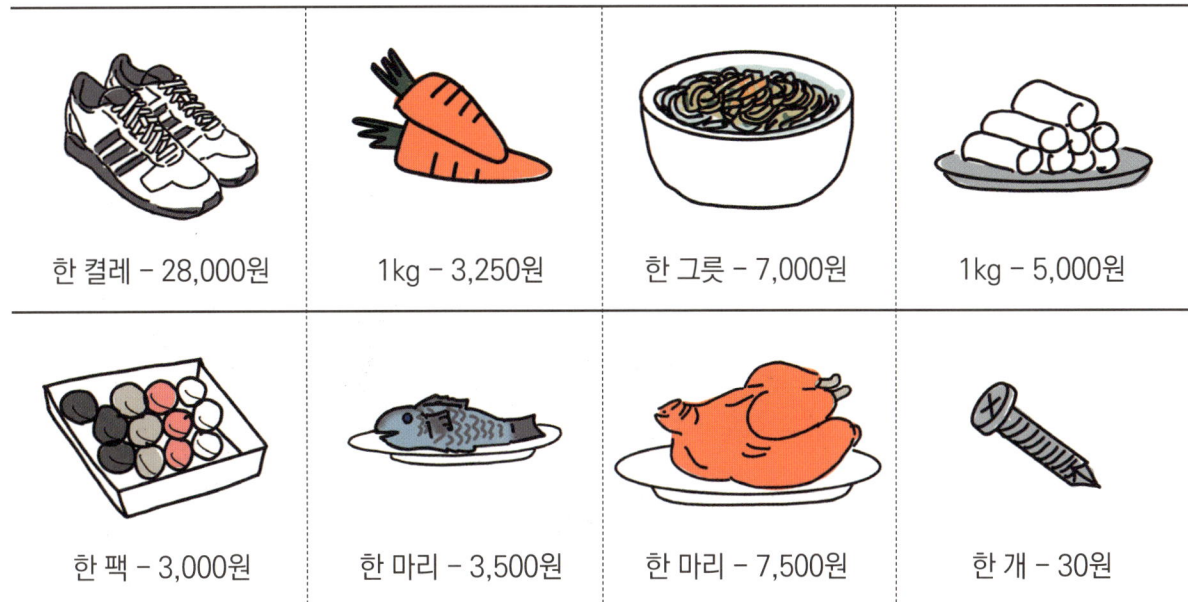

① 칼국수 한 그릇을 먹고, 신발 가게에서 운동화 두 켤레를 샀습니다.

_____ 원

② 야채 가게에 들러 당근 3kg, 방앗간에서 떡 3팩, 통닭집에서 통닭 2마리를 샀습니다.

_____ 원

③ 철물점에서 나사못 6개와 생선 가게에서 생선 3마리를 샀습니다.

_____ 원

판단력

3. 아저씨가 뻥튀기를 만들고 있습니다. 아래 표를 보고 규칙을 찾아 4번째 뻥튀기 시간을 맞혀보세요.

1회차	오전 9시 30분
2회차	정오 12시
3회차	오후 2시 30분
4회차	오후 (　)시 (　)분

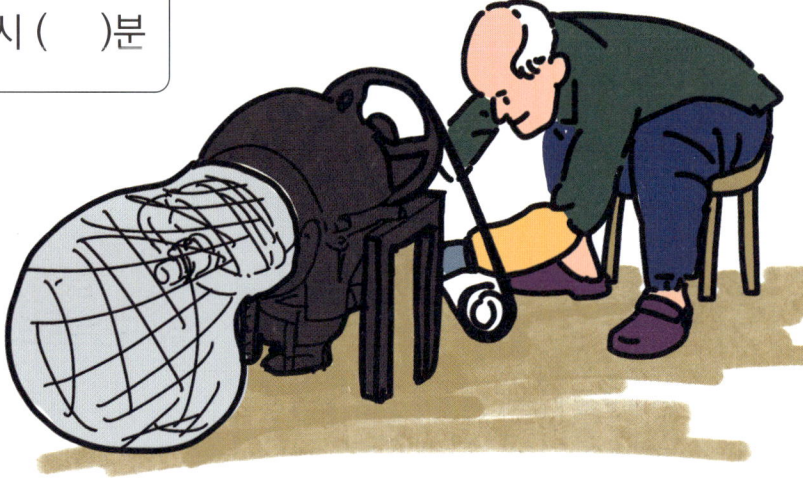

기억력

4. 여러 가지 잡곡으로 뻥튀기를 만들 수 있습니다. 잡곡의 종류를 생각나는 대로 모두 적어보세요.

수수, 완두콩,

> 창의력

5. 다음은 마트나 시장에서 흔히 볼 수 있는 식재료 광고 문구입니다.

① 바다의 풍미 가득! 생연어 특가 단독 판매

② 바삭한 통삼겹, 오늘의 특선! 500g에 5,500원!

③ 제철 과일의 여왕, 복숭아 1kg 12,000원

④ 딸기 폭탄 세일! 톡 터지는 단맛, 1팩에 50% 파격 할인!

⑤ 한우 살치살이 춤춘다! 100g에 8,900원, 놓치면 후회!

그럼 '옥수수'를 가지고 광고 문구를 한번 만들어 보세요.

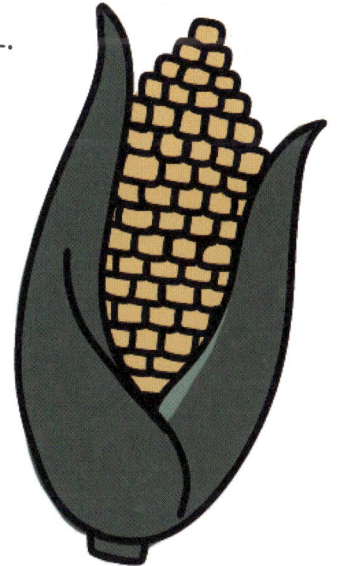

> 16일 차

반려동물

우리 강아지 뚱이.
시도 때도 없이 밖에 나가자고 귀찮게 조르지만,
결국은 내 다리 튼튼하게 하려는 거 다 알아.
강아지 탈을 쓴 내 운동 코치.

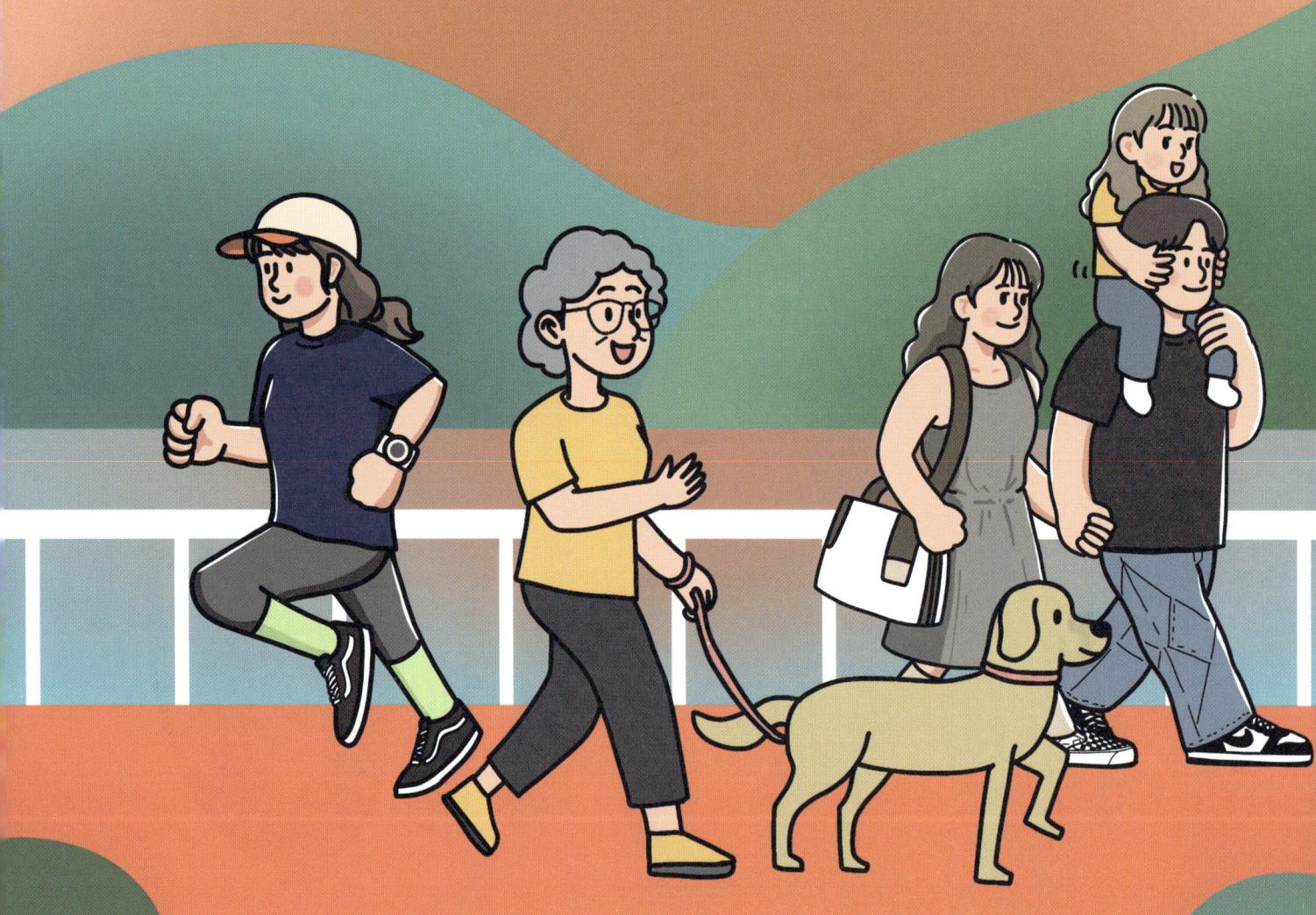

기억력

1. 현재 반려동물을 키우고 있다면 소개해 주세요.

종류 : _____

이름 : _____

함께한 시간 : _____

시공간력

2. 다음은 강아지를 주인공으로 만든 퍼즐입니다. 빈 곳에 맞는 퍼즐 조각을 찾아 번호를 적어 넣으세요.

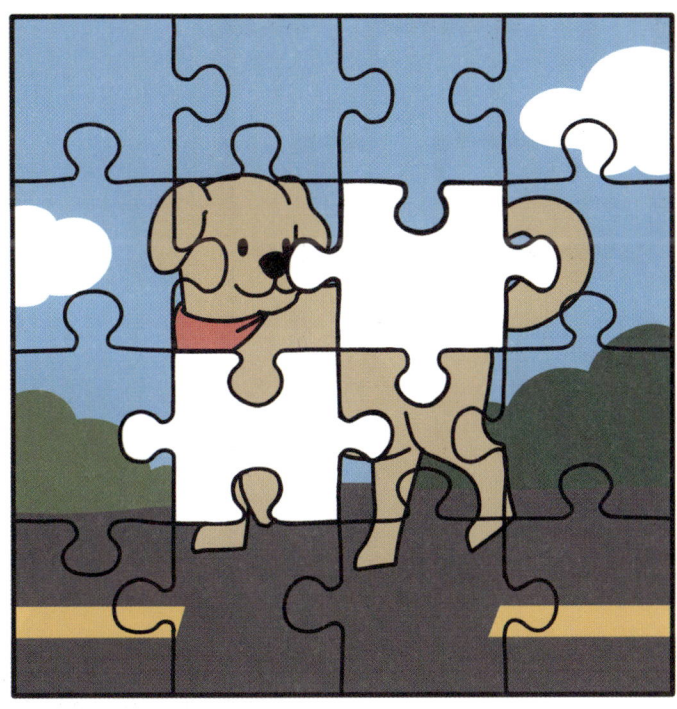
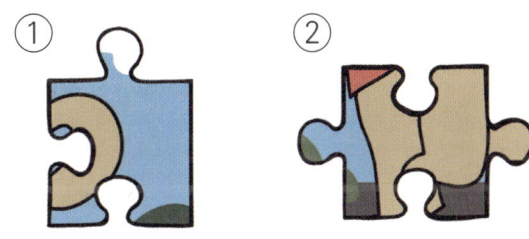
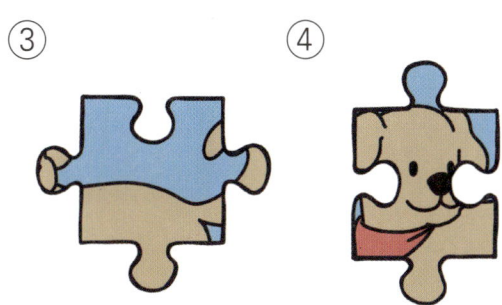

시공간력

3. OK 할머니의 반려견 '똥이'는 OK 할머니가 마트에 잠시 간 사이 열린 문으로 나왔다가 길을 잃었습니다. '똥이'를 집으로 데려다주세요.

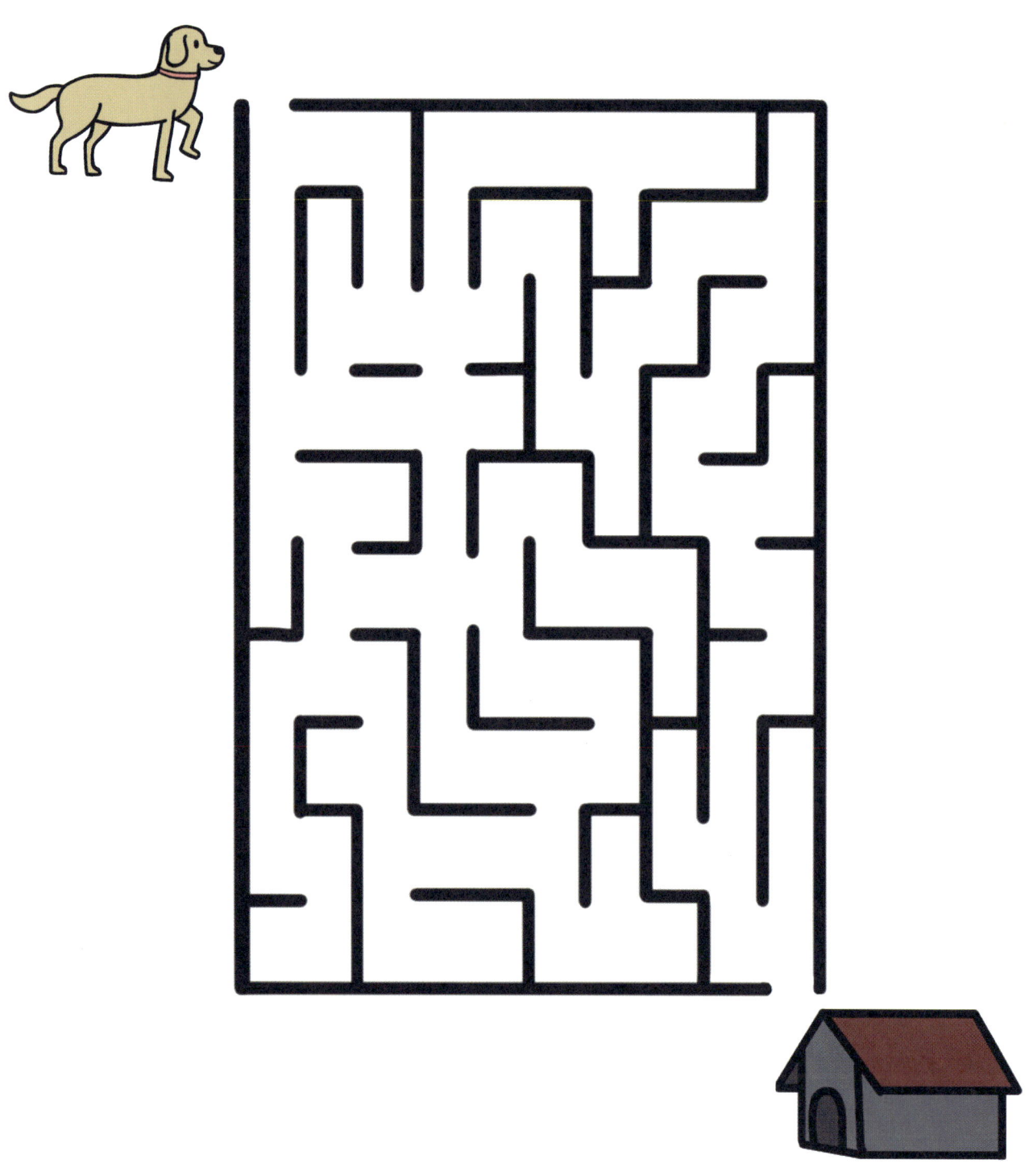

시공간력

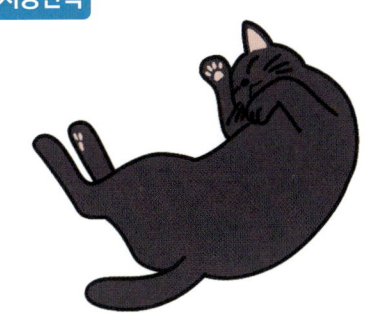

4. 왼쪽 고양이 그림을 잘 보고 일치하는 그림자에 체크해 주세요. 다른 그림자는 어디가 다른지 동그라미 쳐보세요.

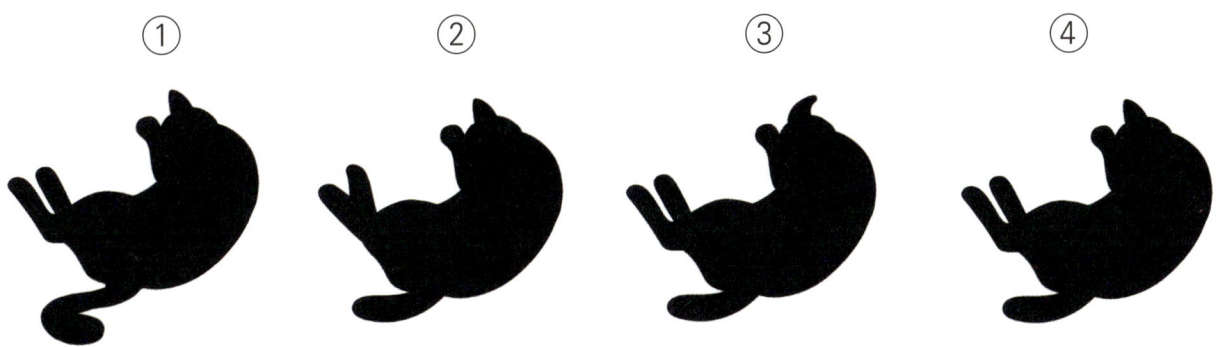

기억력

5. ㉠과 ㉡에 들어갈 동물은 무엇인가요?

① [㉠] 같이 벌어서 정승같이 쓴다.
② [㉠] 밥에 도토리

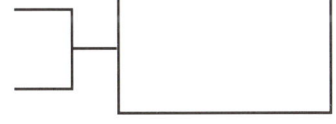

③ [㉡] 손도 빌린다.
④ [㉡] 앞에 쥐
⑤ [㉡] 에게 생선 가게 맡긴다.

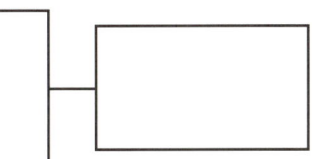

17일 차

여행

친구들 말이 자식들이랑 여행 가서는 뭐든 좋다 하래.
기껏 비싼 식당 데려갔더니 '짜니, 맛없니, 이 돈이면 뭘 먹겠네…'
이딴 소리 하면 다신 안 데리고 간대.
나 지금 애들이랑 여행 중인데 입 꾹 닫고 있어. 마음속으로만 음식 욕하는 중.

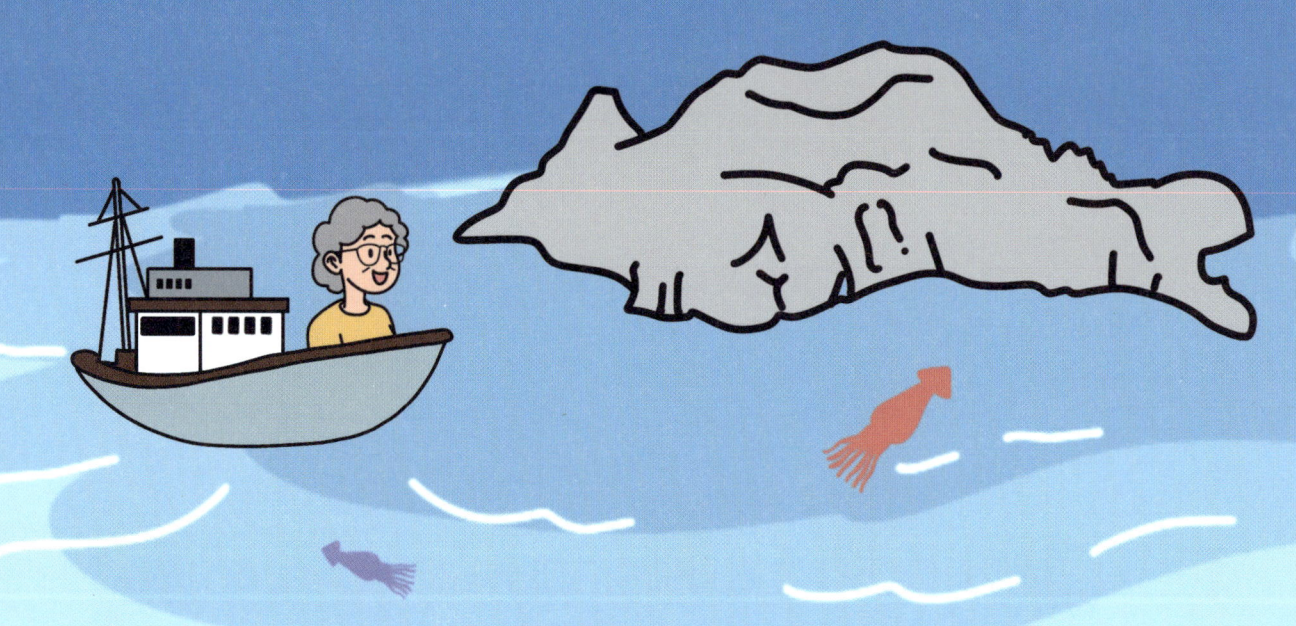

연상력

1. 빈칸에 공통으로 들어갈 섬 이름은 무엇일까요?

① 울렁울렁 울렁대는 가슴안고 연락선을 타고 가면 _____ 라 뱃머리도 신이 나서 트위스트 아름다운 _____

② _____ 의 특산물은 '오징어'입니다.

계산력

2. OK 할머니는 오징어 덕장을 방문했습니다. 오징어 한 마리는 5,000원인데, 4마리를 사면 18,000에 준다고 합니다. 4마리를 사면 한 마리당 얼마에 사는 걸까요?

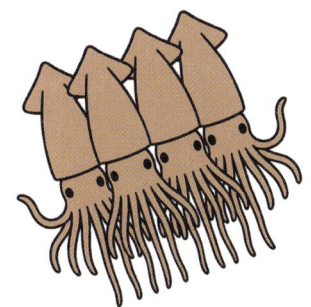

_____ 원

기억력

3. 평소 여행 갈 때 여행 가방에 꼭 넣어가는 물건들은 어떤 것들이 있는지 떠올려 보고 가방 안에 써보세요.

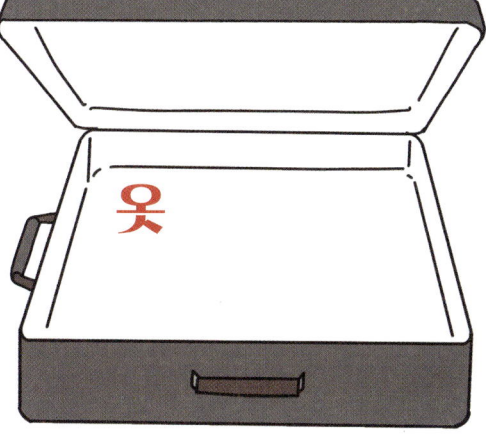

계산력

4. 포항에서 울릉도까지 가는 배는 약 3시간 30분이 걸립니다.
   오전 8시 40분에 출발하면 몇 시에 도착할까요?

   _____ 시 _____ 분

판단력

5. 배와 관련된 단어가 아닌 것에 동그라미 쳐보세요.

   갑판   선장   활주로   선실

기억력

6. 대한민국에 있는 섬은 공식적으로 약 3,400개 정도라고 합니다. 그 중에 사람이 살고 있는 유인도는 470개 정도, 사람이 살지 않는 무인도는 약 2,800개~2,900개 정도입니다. 우리나라 섬 이름을 생각나는 대로 적어보세요.

제주도, 울릉도, 완도

연상력

7. 다음 주어진 글자들을 조합해서 여행과 관련된 단어들을 최대한 많이 만들어 보세요.

비	지	메	배
라	여	캠	기
관	핑	권	자
행	표	카	광
버	차	도	스

버스, 버스표

_____
_____
_____
_____
_____

기억력

8. 지금까지 가본 여행지 중에서 가장 기억에 남는 곳은 어디인가요? 그 이유는 무엇인가요?

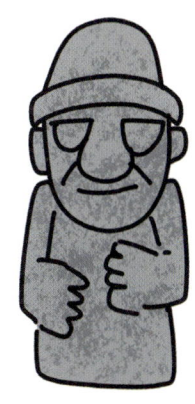

_____
_____
_____
_____

18일 차
두뇌 집중의 힘 3

창의력

1. 네모 칸에 알맞은 가사를 넣어 노랫말을 완성하고, 같은 방식으로 새로운 노랫말을 만들어 보세요.

원숭이	엉덩이는 빨개	빨가면	사과
사과는	맛있어	맛있으면	
	길어	길면	
	빨라	빠르면	
	높아	높으면	

가을 하늘은	파래	파라면	바다
바다는			

언어력

2. 단위와 개수를 표현하는 우리말 단어를 골라 적절한 곳에 넣어보세요.

| 손 | 축 | 쌈 | 필 |
| 톳 | 쾌 | 제 | 접 |

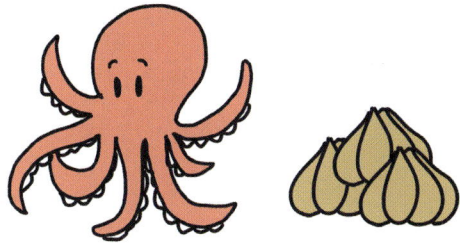

① 고등어 2마리. 고등어 한 (손)

② 마늘 100개. 마늘 한 (   )

③ 김 100장. 김 한 (   )

④ 오징어 20마리. 오징어 한 (   )

⑤ 한약 20첩. 한약 한 (   )

⑥ 바늘 24개. 바늘 한 (   )

⑦ 북어 20마리. 북어 한 (   )

⑧ 명주 40자. 명주 한 (   )

연상력

3. 주어진 글자를 조합하여 단어를 만들어 보세요. (글자 중복 가능)

수 파 성 풍 십 치 영 색
래 통 안 건 경 도 노 박

수박, 풍치

계산력

4. 조선시대 화가인 김홍도의 풍속화입니다. 각 그림에 등장하는 사람의 수를 세어 계산식을 풀어보세요.

[가]

[나]

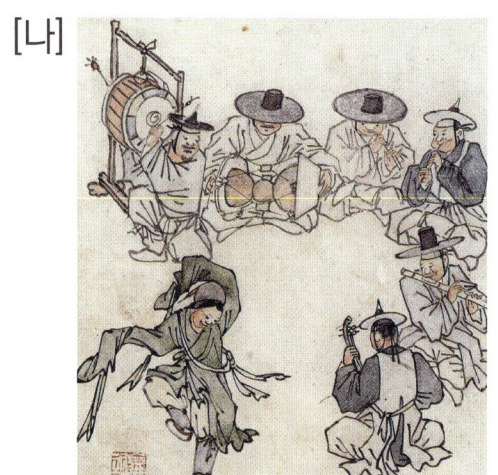

[다]

[라]

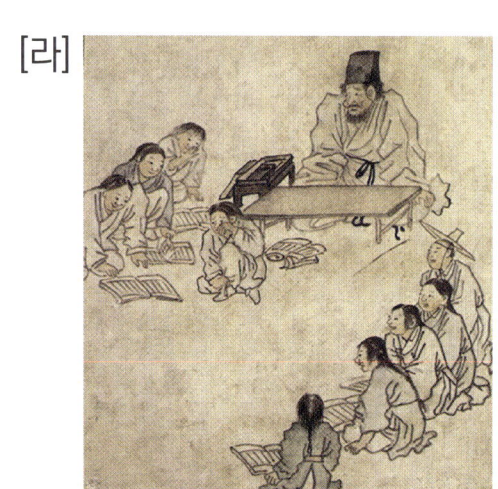

예시) 나 + 라 = 17

① 가 + 나 + 다 = _____

② (나 + 다) x 라 = _____

③ 다 x 라 ÷ 나 = _____

④ 가 x 나 + 다 − 라 = _____

시공간력

5. 점선 따라 그리고 색칠해 보세요.

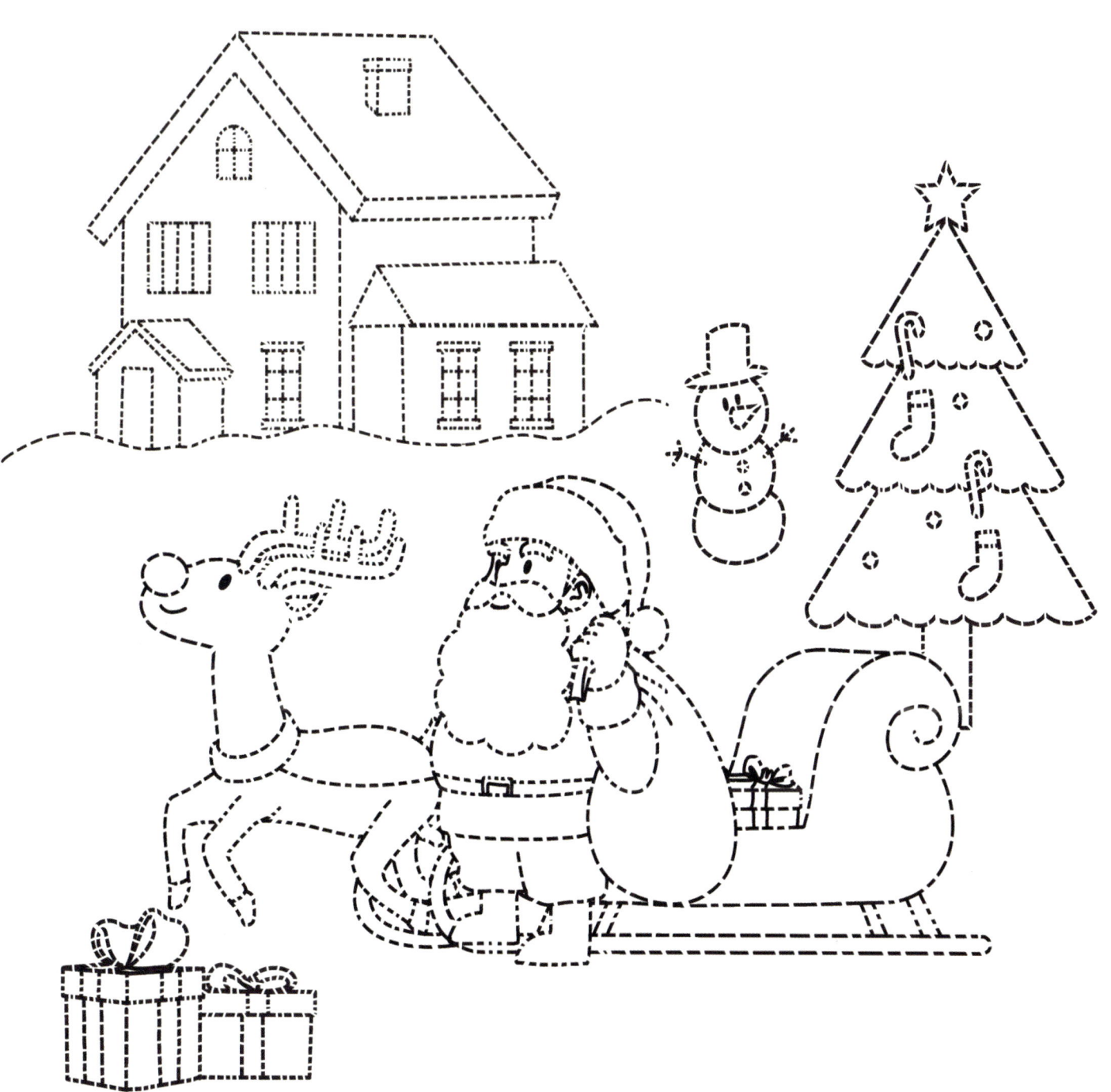

19일 차

추억

어릴 적 아랫목에 옹기종기 모여 앉아 고구마 까먹던 그때가 참 그리워.

시원한 동치미 한 사발로 막힌 목은 쭉쭉 내려갔고…

그 재미에 겨울 추위쯤은 우습게 이겨냈지.

요즘? 오리털 패딩으로도 못 이겨.

기억력

1. 다음 옛 물건들의 그림을 보고 이름을 적어보세요.

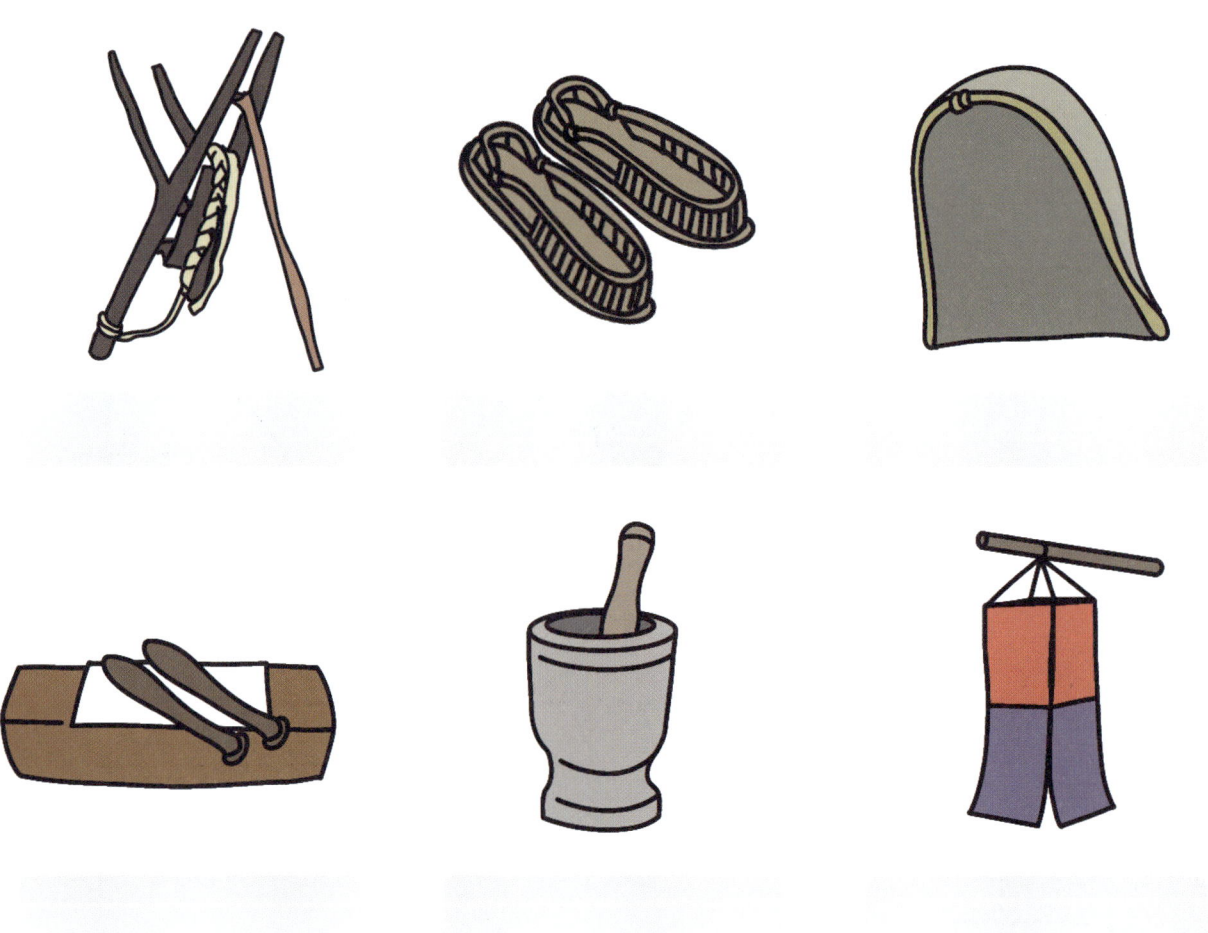

기억력

2. 1970년대 표어입니다. 빈칸에 알맞은 단어들을 넣어보세요.

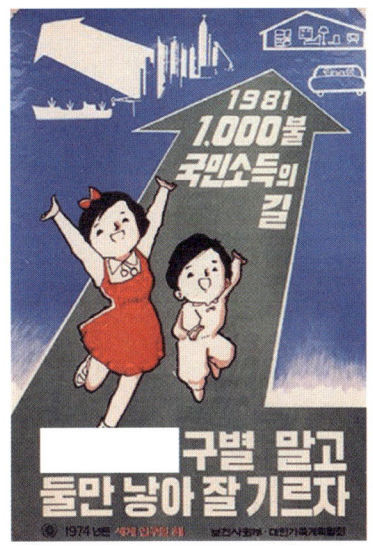 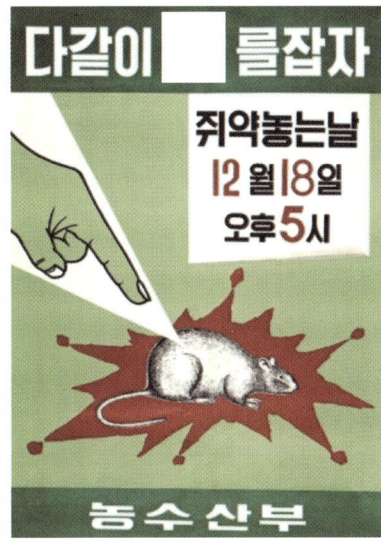 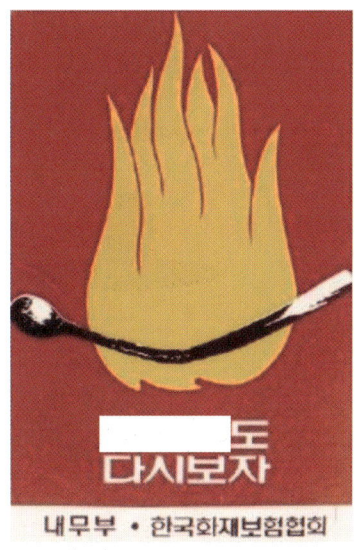

기억력

3. 다음은 어릴 적 하던 놀이입니다. 무엇일까요?

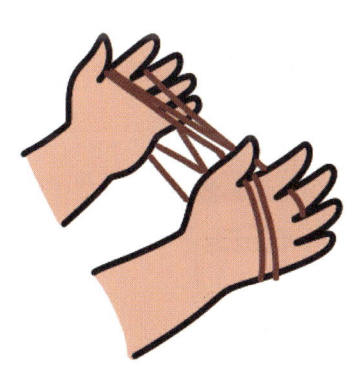 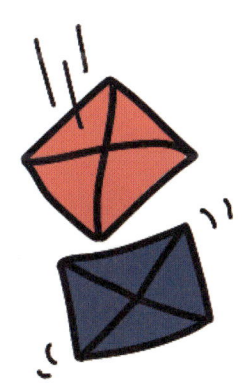 

판단력

4. 왼쪽 물건과 오른쪽 현대 물건과 짝지어 보세요.

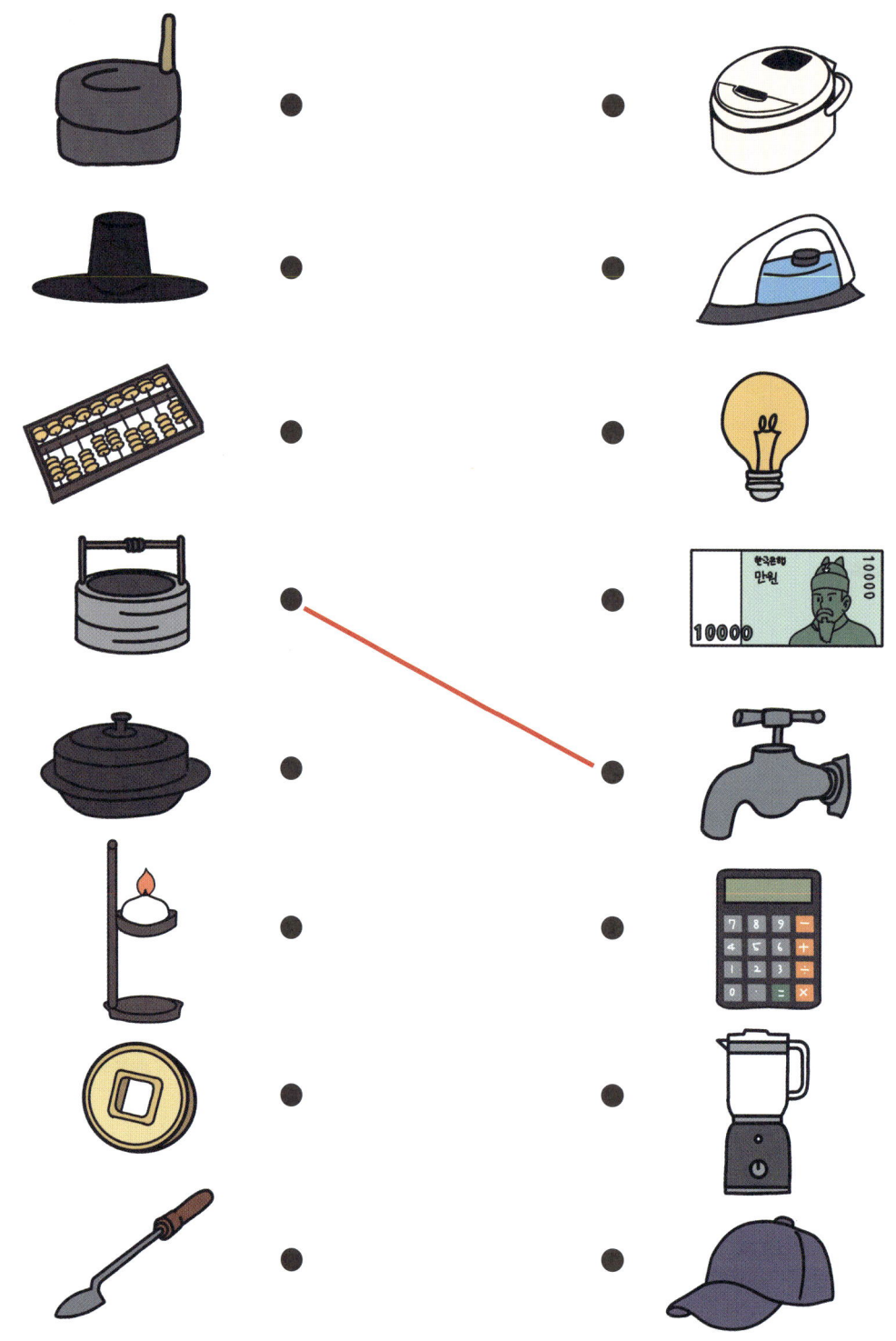

기억력

5. 어릴 적 시절을 회상하며 다음 질문들에 답해 보세요.

① 친구들과 자주 하던 놀이 _____

② 가장 좋아했던 간식 _____

③ 살던 동네 이름 _____

④ 다니던 국민학교 이름 _____

⑤ 가장 친했던 단짝 친구 _____

⑥ 즐겨보던 TV 프로그램 _____

⑦ 자주 부르던 노래 _____

⑧ 꼭 갖고 싶었던 물건 _____

⑨ 엄마따라 가던 시장 이름 _____

⑩ 장래 희망 _____

20일 차
계절 1. 봄·여름

에어컨 틀면 시원한데, 전기세 생각하면 땀이 나고.
어서 여름이 갔으면 하다가도, 추운 겨울 빨리 오는 건 또 싫고.
마음이 오락가락. 더위 먹었나.

언어력

1. 빈칸에 들어갈 계절 이름은 무엇일까요?

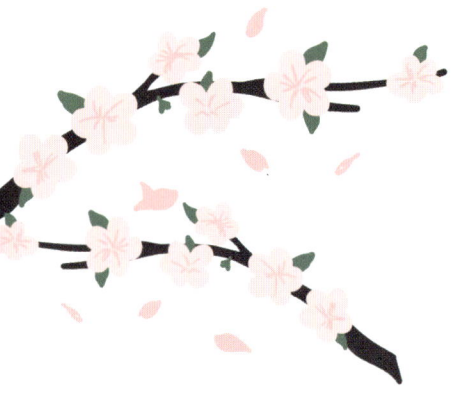

벚꽃잎 하늘에 흩날리고,
초록 잎새가 고개를 내민다.
새들의 노래가 골목을 채우고,
바람 끝엔 따스함이 묻어난다.

□, 그 이름만으로도 설렌다.
산들바람 속에 꽃내음 스며들고
햇살은 부드럽게 대지를 감싼다.
겨울잠 깬 나뭇가지마다
연둣빛 생명이 피어난다.

아, □이 온다.

연상력

2. '봄'하면 떠오르는 것들을 모두 적어보세요.

벚꽃, 소풍
_____
_____
_____

기억력

3. '봄'에 나는 제철 나물이나 과일은 어떤 것들이 있을까요?

_____
_____
_____

계산력

4. '봄'을 맞아 공원에 꽃나무를 심습니다. 공원에 총 120그루의 꽃나무를 심으려 하는데, 하루에 15그루씩 심는다면 며칠이 걸릴까요?

_____ **일**

기억력

5. '여름'에 즐겨 먹는 음식들에는 어떤 것들이 있을까요?

_____

_____

시공간력

6. 아래 겹친 글자들을 바르게 적어보세요.

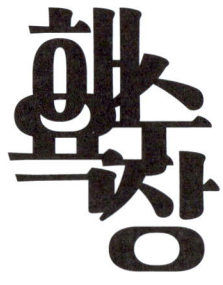
해수욕장

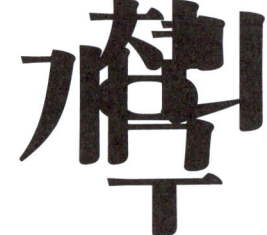

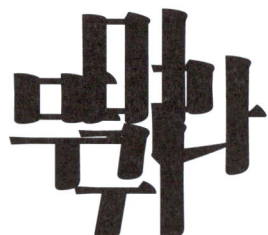

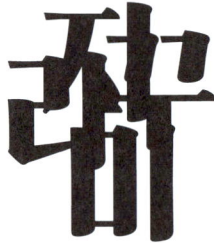

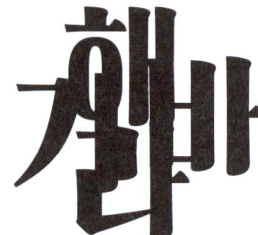

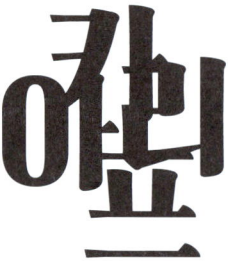

연상력

7. '여름'하면 떠오르는 것들을 모두 적어보세요.

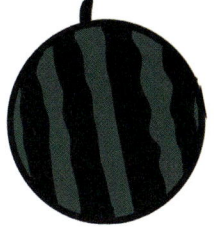

수박, _____

_____

계산력

8. OK 할머니는 손자, 손녀를 위해 마트에 들려 아이스크림을 7개 샀습니다. 아이스크림 한 개에 1,200원이라면 총 얼마를 지불했을까요?

_____ 원

언어력

9. 끝말잇기를 하면서 빈칸을 채워보세요.

수박	→	박수	→	수영장	→
	→		→		→
	→		→		→
	→		→		

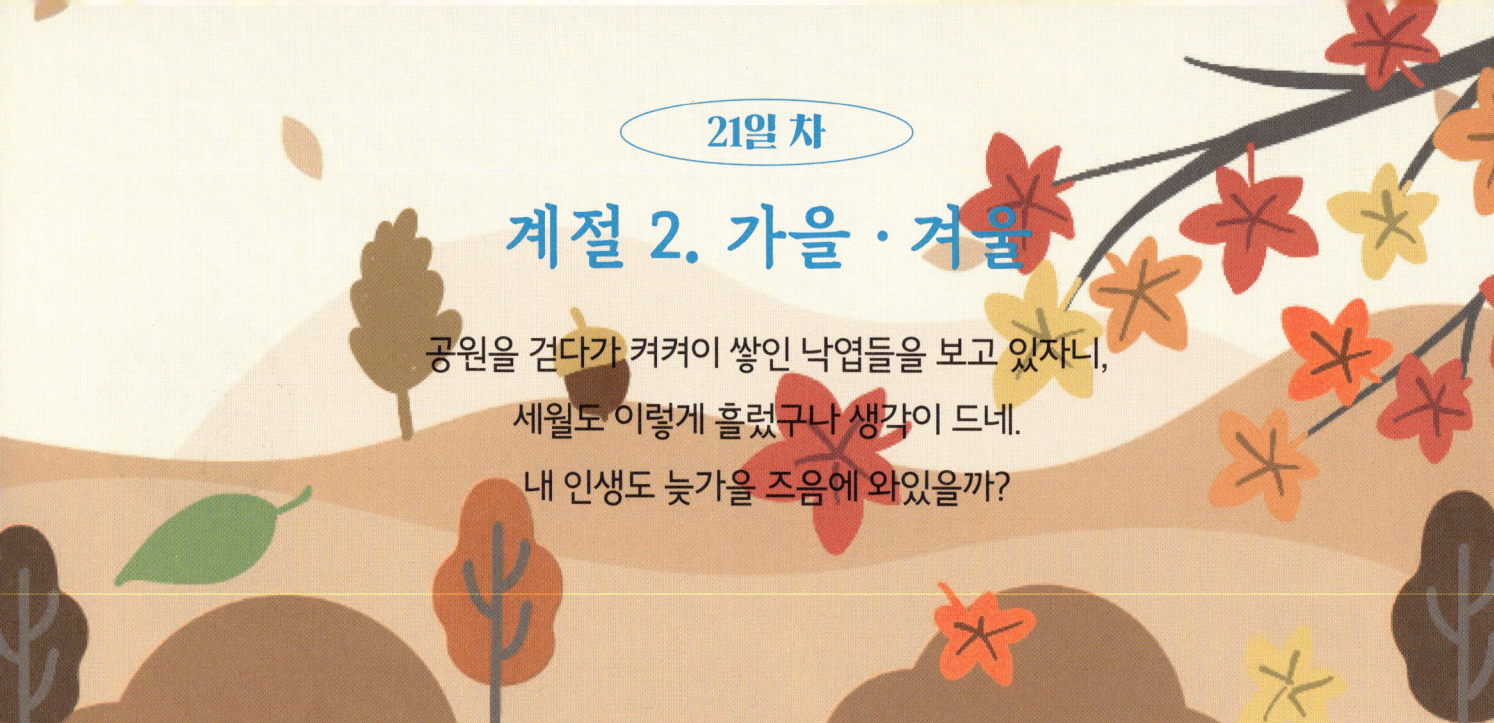

21일 차
계절 2. 가을·겨울

공원을 걷다가 켜켜이 쌓인 낙엽들을 보고 있자니,
세월도 이렇게 흘렀구나 생각이 드네.
내 인생도 늦가을 즈음에 와있을까?

연상력

1. '가을' 하면 떠오르는 것들을 모두 적어보세요.

낙엽, _____

언어력

2. 다음은 '가을'에 볼 수 있는 곤충들입니다. 초성을 보고 맞혀 보세요.

| ㅁ | ㄸ | 기 | | ㅂ | ㄷ | 불 | ㅇ | | ㅂ | 아 | ㄲ | ㅂ |

_____   _____   _____

| ㅈ | 자 | ㄹ | | 무 | ㄷ | 벌 | ㄹ | | ㄱ | ㄸ | 라 | ㅁ |

_____   _____   _____

판단력

3. 나는 무엇인가요?

① 딱딱한 껍질 속에 갈색 작은 열매가 들어 있어요. 다람쥐가 좋아하고, 가을 숲에서 많이 볼 수 있어요.

_____

② 주황빛 껍질에 단단한 씨가 여러 개 들어 있어요. 가을이면 나를 곶감으로 만들어 먹기도 해요.

_____

③ 가을이 되면 길가나 공원에 노랗게 떨어진 열매에서 특유의 냄새가 나요. 속의 하얀 열매를 구워 먹으면 고소해요.

_____

④ 가을이면 뾰족뾰족한 가시로 덮인 껍질 속에 숨었다가 모습을 드러내요. 겉껍질을 벗기면 단단한 갈색 껍질이 또 나오고, 그 안에는 노르스름하고 고소한 속살이 들어 있어요.

_____

판단력

4. 다음 단어들 중 '겨울'과 관련된 것들을 모두 골라보세요.

장마   눈사람   김장   고드름   선풍기
코스모스   해바라기   털모자   매미
새싹   단풍   개나리
썰매   크리스마스   붕어빵

계산력

5. OK 할머니는 한 겨울 길을 가다 포장마차에서 군밤 한봉지와 고구마 3개를 샀습니다. 총 얼마를 지불했을까요?

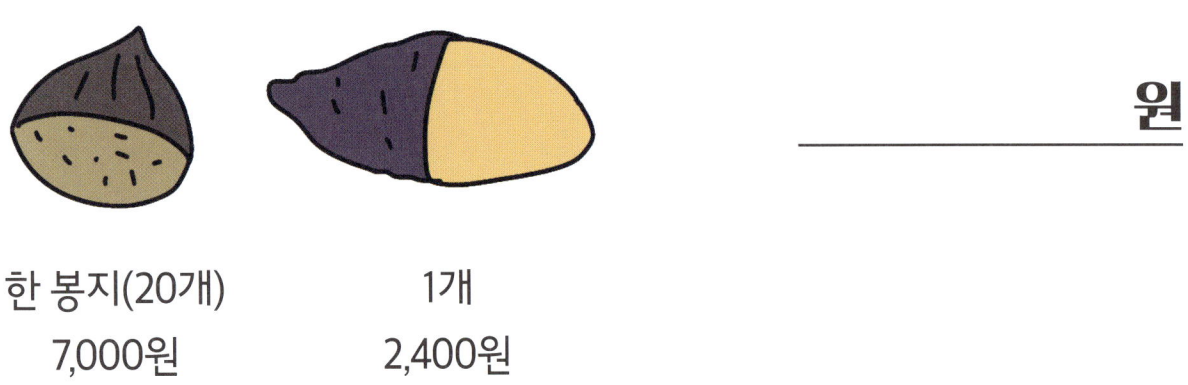

한 봉지(20개)　　1개
7,000원　　　　2,400원

_____ 원

상상력

6. 다음 이야기를 상상해서 재미있게 이어 써보세요.

어느 겨울 아침, 나는 눈길을 걷고 있었다. 그런데 갑자기

_____

_____

_____

언어력

7. 겨울에 내리는 눈이 들어가는 단어들을 써보세요.

눈보라   눈   눈

기억력

8. 다음은 옛 동요의 가사 일부입니다. 빈칸에 공통으로 들어갈 단어는 무엇일까요?

☐ ☐ 수정 ☐
☐ 따다가 발을 엮어서 각시방 영창에 달아놓아요.

22일 차

이야기

다들 그렇겠지만 내 인생도 책을 쓰라면
한 10권은 족히 되고, 눈물 없인 못 읽을걸?
그치만 책 제목은 'OK, 문제없어요!'로 할래.
왜냐고? 한 번 읽어 볼라우?

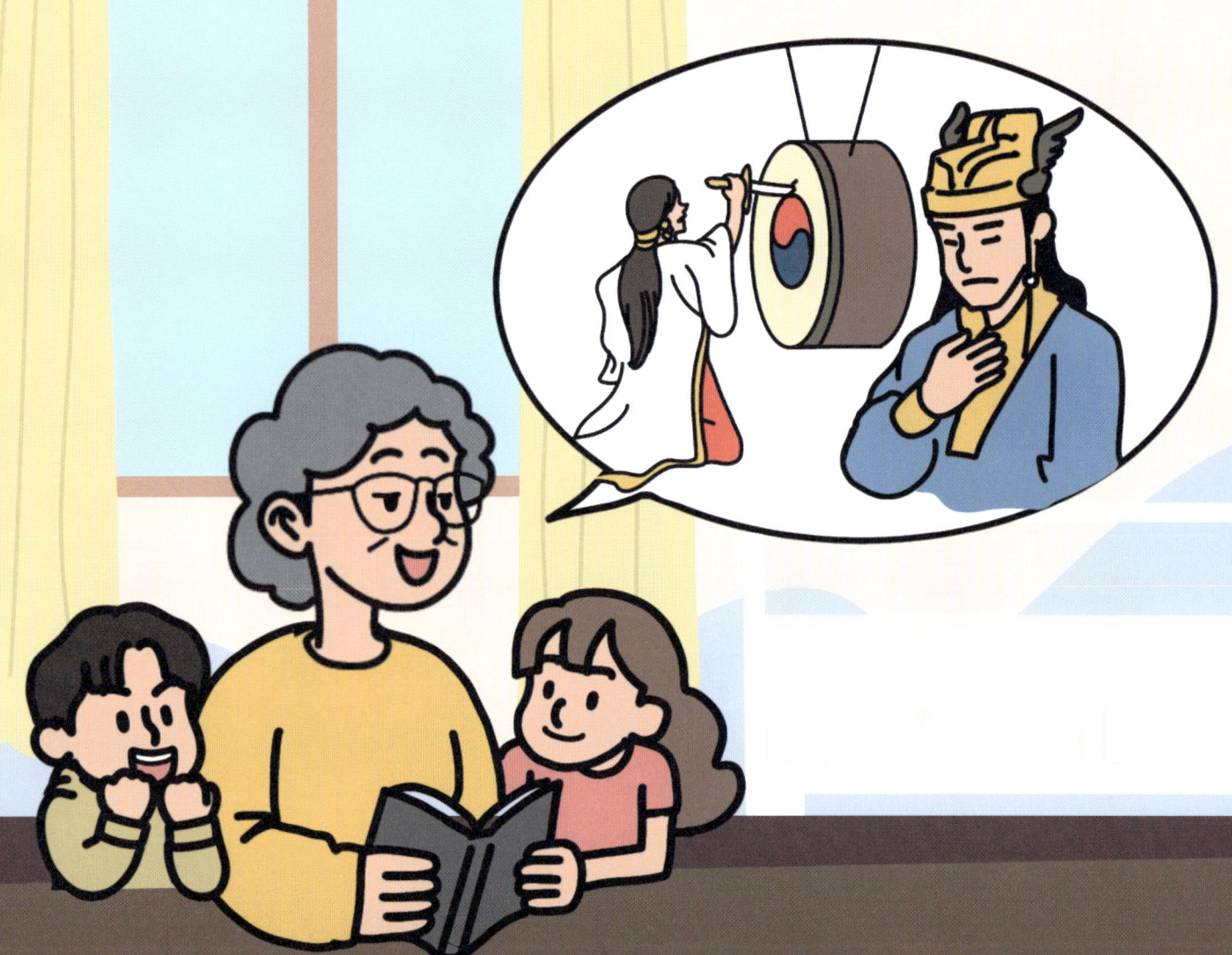

집중력

1. 다음은 '호동왕자와 낙랑공주' 이야기입니다. 천천히 잘 읽어보고, 이야기 속에 '낙랑'이라는 단어가 총 몇 번 나오는지 적어보세요. (제목 포함)

호동왕자와 낙랑공주

옛날, 고구려에는 용감하고 멋진 호동왕자가 살고 있었어요. 어느 날, 호동왕자는 적국인 낙랑국의 낙랑공주가 아름답고 지혜롭다는 이야기를 듣고 관심을 가지게 되었어요. 낙랑국 왕도 호동왕자를 마음에 들어 해서, 둘은 결혼하게 되었지요.

그런데 낙랑국에는 자명고라는 신기한 북이 있었어요. 이 북은 적이 쳐들어오면 저절로 울려서 나라를 지켜주는 중요한 보물이었어요. 호동왕자의 아버지, 고구려의 왕은 이 북이 두려웠어요. 그래서 호동왕자에게 자명고를 없애라고 명령했어요.

호동왕자는 사랑하는 낙랑공주에게 자명고를 없애 달라고 부탁했어요. 공주는 나라와 사랑 사이에서 고민했지만, 결국 호동왕자를 위해 자명고를 찢어버렸어요.

자명고가 울리지 않자, 낙랑국은 고구려의 공격을 막지 못하고 무너지고 말았어요. 나라를 배신한 공주는 끝내 아버지 왕의 명령으로 목숨을 잃었어요.

기억력

2. 요즘 재미있게 시청하고 있는 TV 드라마가 있나요? 제목은 무엇이며, 가장 생각나는 등장인물은 누구인가요?

제목 : _____

등장인물 : _____

창의력

3. 이제 내가 주인공인 나의 이야기를 시작해 볼까요? 내 인생을 글로 써서 책으로 만든다면 제목을 무엇으로 하고 싶나요?

예) 드라마보다 더한 인생, 시골에서 피어난 꿈

제목 : _____

내 인생 중간 중간에 등장했던 주요 인물들은 누구였는지 적어보세요.
(가족 제외)

_____
_____

기억력

4. 지난 세월을 천천히 떠올리며 살아온 인생 이야기를 짧게 써보세요.

자서전 쓰기

제목 :

23일 차

우리나라

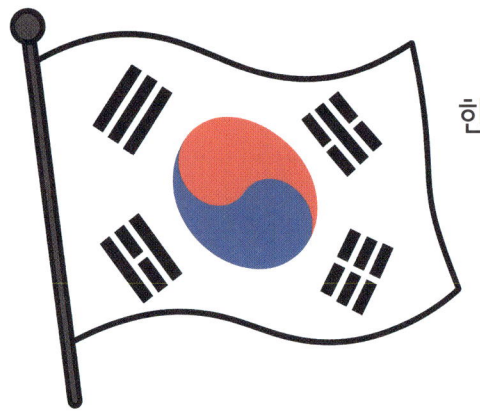

한국 드라마랑 노래, 음식 인기가 전 세계적으로 난리란다.
살다 보니 이런 날이 다 오네.
대한민국 코리아 만만세다!!!

기억력

1. 다음은 대한민국의 애국가입니다. 빈칸에 알맞은 단어를 넣어보세요.

애국가

1. ☐과 ☐이 마르고 닳도록
하느님이 보우하사 우리나라 만세
☐ 삼천리 화려강산
대한 사람 대한으로 길이 보전하세

2. ☐위에 저 ☐철갑을 두른 듯
바람 서리 불변함은 우리 기상일세
☐ 삼천리 화려강산
대한 사람 대한으로 길이 보전하세

언어력

2. 다음은 우리나라 강과 산 이름입니다. 초성을 보고 맞혀 보세요.

| ㅎ 강 | ㄴ ㄷ 강 | ㅅ ㅈ 강 | ㅎ ㅌ 강 |

한탄강

| ㅎ ㄹ 산 | ㅅ ㅇ 산 | ㅂ ㅎ 산 | ㅅ ㄹ 산 |

기억력

3. 우리나라 위인들입니다. 다음은 누구일까요?

① 1919년 3월 1일 독립운동을 주도하다가 일본 경찰에 체포되어, 17세에 옥사한 여성 독립운동가는 _____ 이다.

② _____ 장군은 1592년 임진왜란 때, 나라를 지키기 위해 거북선을 만들어 싸웠다.

③ 조선 네 번째 왕으로, 백성을 위해 한글을 만든 임금은 _____ 이다.

판단력

4. 다음 빈칸에 알맞은 이름들을 넣어보세요.

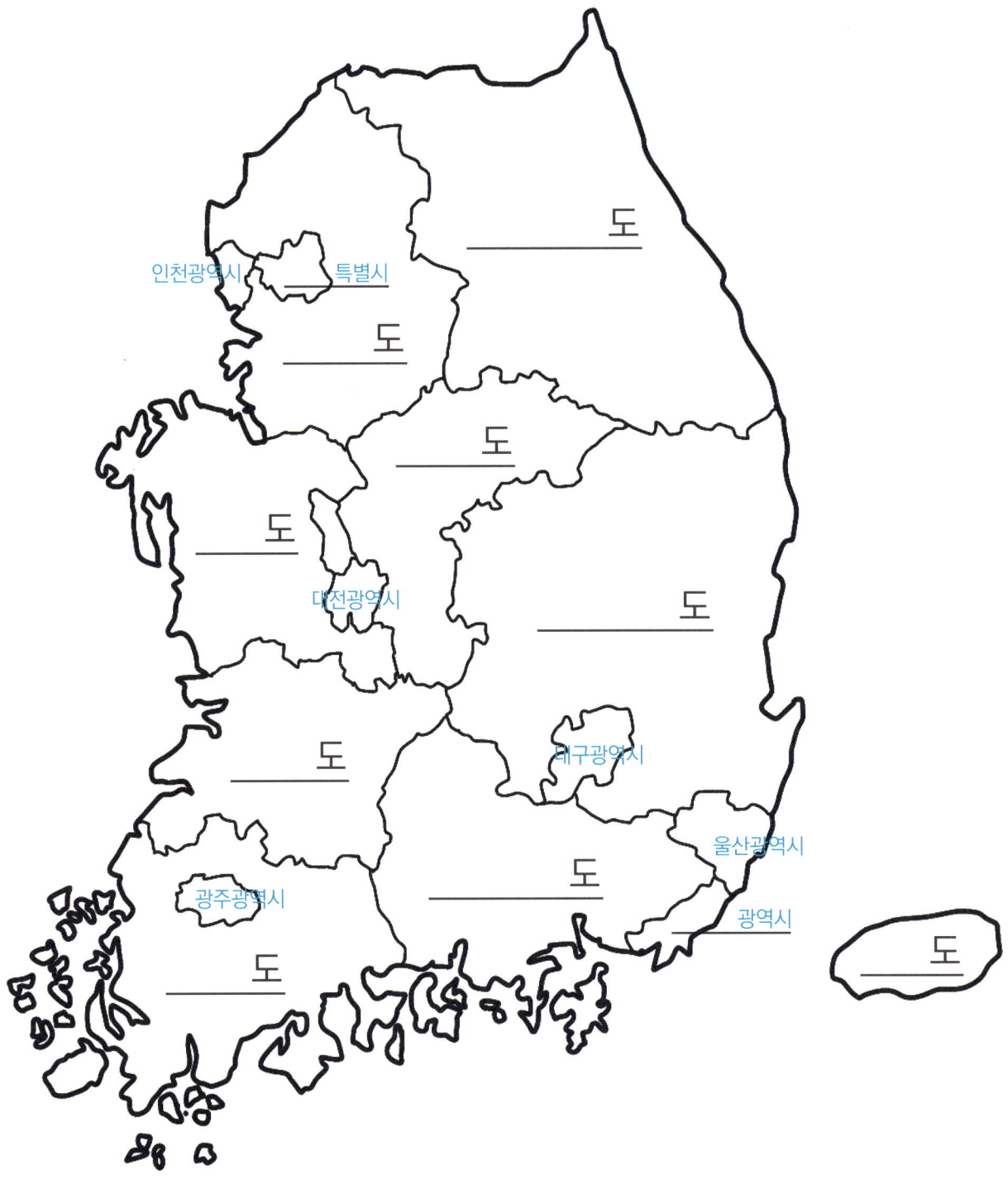

연상력

5. 우리나라 지역 특산물을 떠올려보며 빈칸을 채워보세요.

ㅍ ㅎ	과메기		ㅁ 경	사과
벌 ㄱ	꼬막		안 동	소주
ㅅ 창	고추장		ㅇ ㄱ	굴비
상 ㅈ	곶감		ㅇ ㄷ	대게
ㅂ 성	녹차		남 ㅇ	추어탕
ㅌ ㅇ	굴		ㅇ ㅊ	쌀
ㅇ ㄷ	전복		ㅇ ㄹ ㄷ	오징어
무 안	양파		ㅈ 주	비빔밥

24일 차
두뇌 집중의 힘 4

언어력

1. 빈칸에 알맞은 말을 넣어 사자성어를 완성해 보세요.

감	ㅇ	ㅇ	설
함	ㅎ		사
	언	장	ㄷ
결		보	
	취	월	
전	ㅈ	궁	ㄱ

과	ㅇ	ㅂ	급
무	용	ㅈ	ㅁ
고		감	ㄹ
조	ㅅ	ㅁ	ㅅ
측	ㅇ	지	ㅅ
ㅍ	비	박	ㅅ

ㅊ	철	살	
견			심
청	ㅊ	ㅂ	력
	ㅅ	다	마
마	이	ㄷ	풍
어	ㅂ	성	ㅅ

기억력

2. 네 글자로 이루어진 곤충이나 동물 이름을 최대한 많이 적어보세요.

무당벌레, 나무늘보

시공간력

3. 다음은 동물원 그림입니다. 빈 우리마다 동물을 그려 넣어 멋진 동물원을 완성해 보세요.

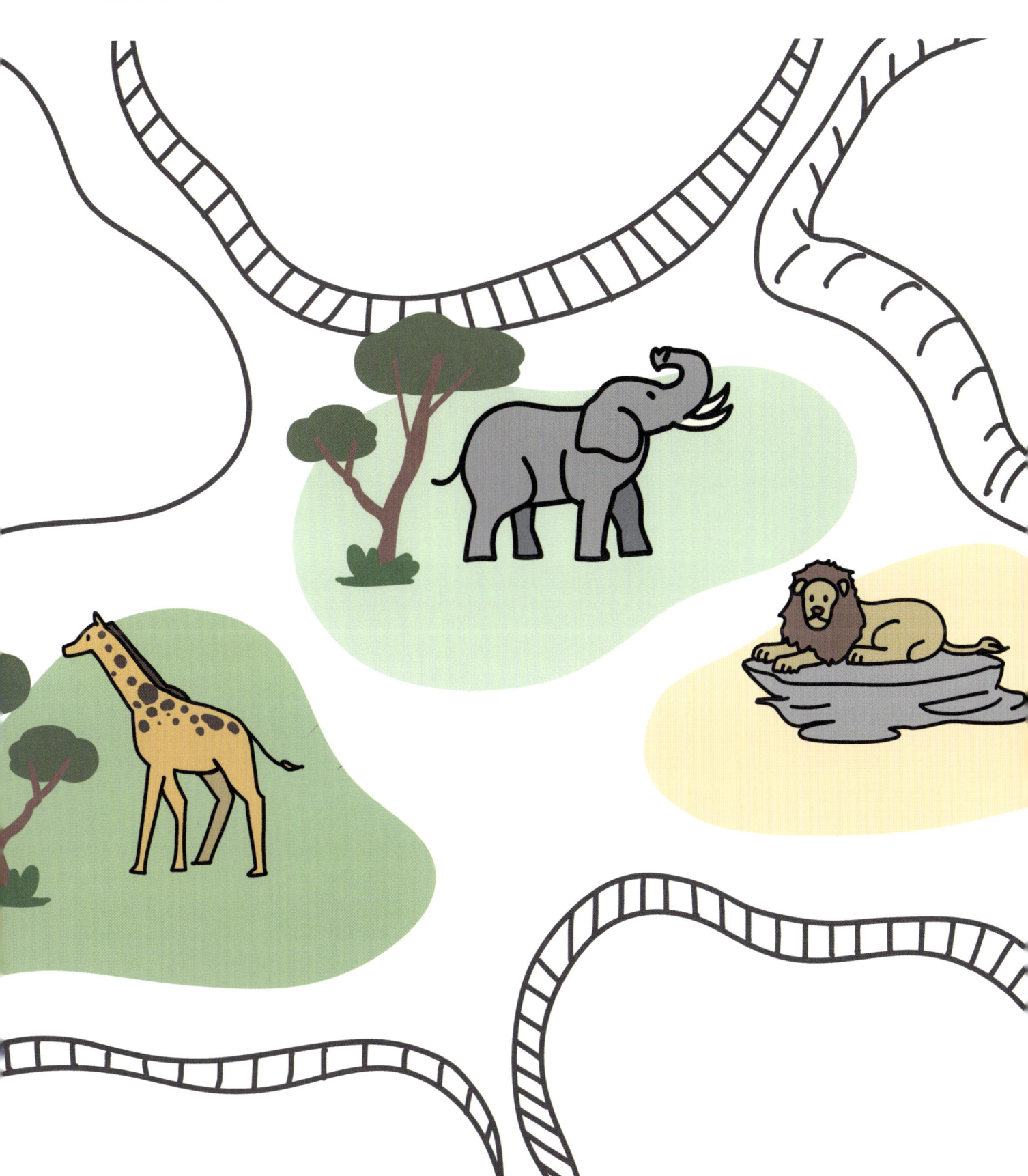

언어력

4. 가로 세로 퍼즐을 풀어보세요.

<가로 퍼즐>

① 인간이 활동하는 근원이 되는 힘
② 몸은 기름지고 통통하며, 등에 푸른빛 검은 물결무늬, 배는 은빛인 바닷물고기
③ 화장한 뼛가루를 나무 밑에 묻는 장례
④ 공기 중 먼지와 세균을 걸러 공기를 깨끗하게 하는 장치
⑤ 전열로 자동으로 밥을 짓고 보온하는 솥
⑥ 식기를 씻어주는 기계

<세로 퍼즐>

❶ 여름에 실내 공기의 온도, 습도를 조절하는 장치
❷ 김치의 보관을 위해 만든 냉장고
❸ 물을 깨끗하게 하는 기구
❹ 청소할 때 쓰는 기계
❺ 빨래를 해주는 기계

판단력

5. 규칙을 찾아 빈칸에 알맞은 그림을 그려보세요.

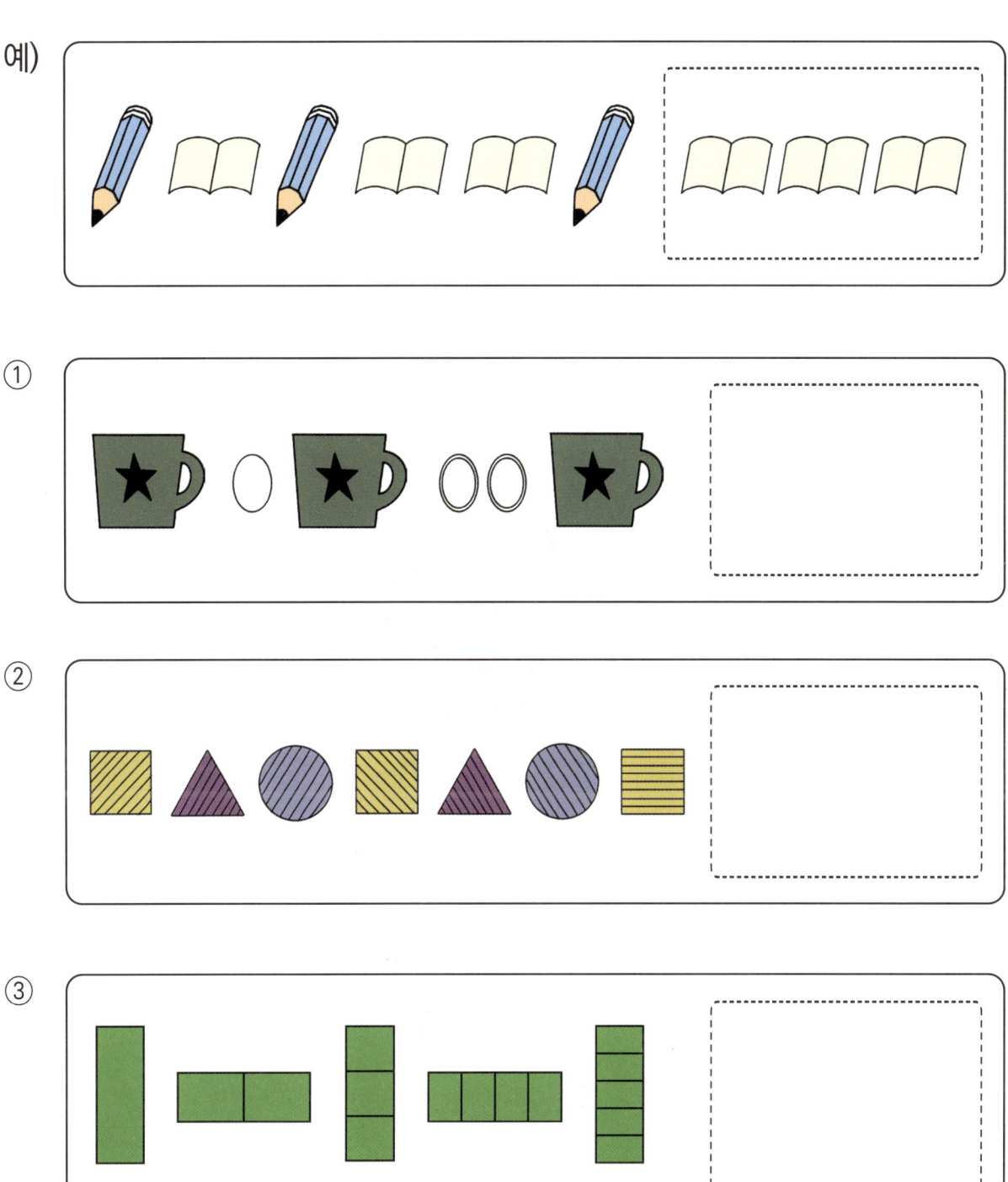

25일 차

꽃

엄마의 사진첩은 온통 꽃밭이라더니, 나이 들면 다 그렇게 되나 봐.
꽃이 이렇게 좋아지는 건
꽃같이 화사했던 우리네 젊은 날이 그리워서 그러는 걸까.

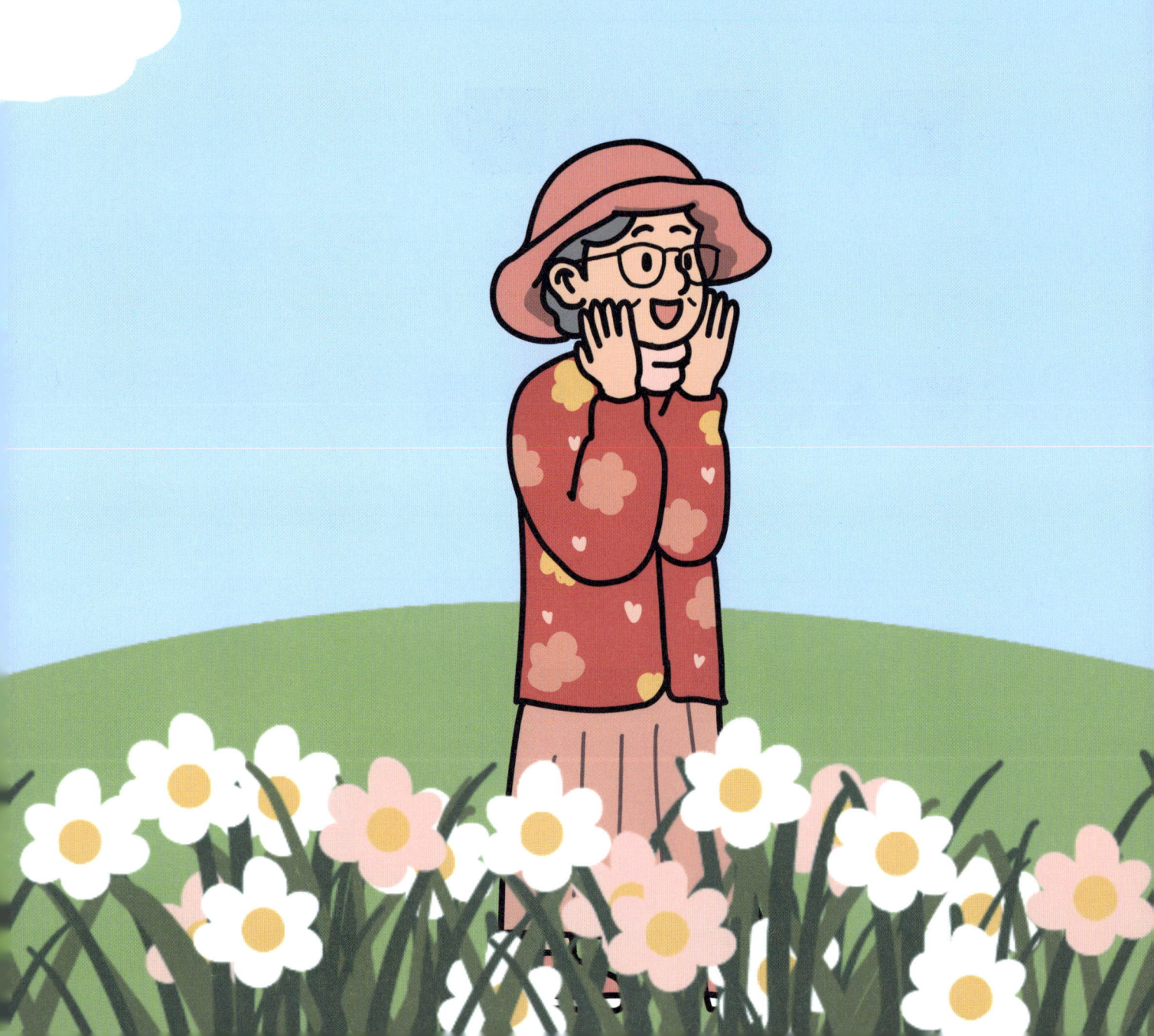

자기인식력

1. 가장 좋아하는 꽃과 이유를 적어보세요.

_____

_____

연상력

2. 주어진 단어와 관련 있는 꽃을 네모 칸 안에 써보세요.

| 스승의 날 | | 장례식 | |
| 가을 | | 어버이날 | |

계산력

3. OK 할머니는 꽃집에서 장미 다섯 송이와 국화 세 송이, 그리고 해바라기 한 송이를 샀습니다. 총 얼마를 지불했을까요?

· 장미 한 송이 = 5,000원
· 국화 한 송이 = 4,500원
· 해바라기 한 송이 = 3,300원

_____ 원

기억력

4. 봄에 피는 꽃을 세 가지 써보세요.

_____

판단력

5. 다음 중 여름에 피는 꽃이 아닌 것은 무엇인가요?

① 해바라기   ② 수선화   ③ 장미   ④ 수국

기억력

6. 보라색 꽃 이름을 아는 대로 써보세요.

_____

_____

언어력

7. 꽃, 잎, 땅 같은 한 글자 단어를 최대한 많이 써보세요.

별, 산, 실
_____

_____

기억력

8. 우리 집 화분에는 어떤 식물이 자라고 있는지 떠올려 적어보세요.

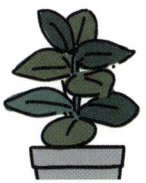

_____

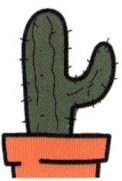   _____

집중력

9. 그림 속에서 행운의 네잎클로버를 찾아 동그라미 쳐보세요. 네잎클로버는 총 몇 개일까요?

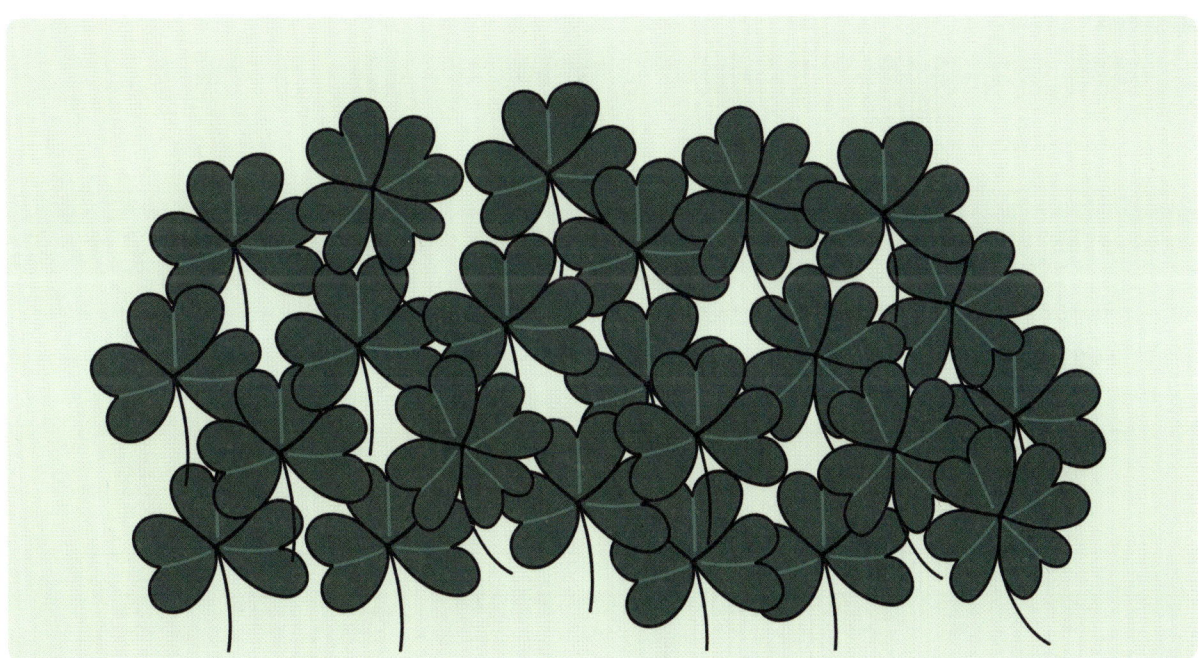

_____ 개

언어력

10. 혼자 하는 끝말잇기를 해봅시다. 빈칸을 채워보세요.

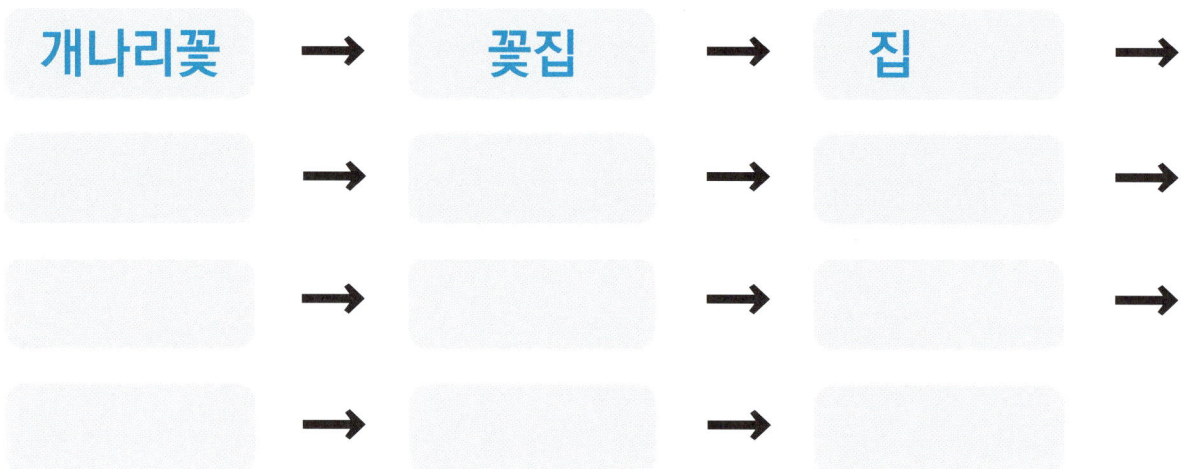

집중력

11. 다음 글자 중 '꽃'을 모두 찾아 동그라미 쳐보세요. (총 7개)

꽂	꿋	끝	꽃	꽂	꽂	꽃	꿉	꽃
꽂	꾼	꽁	꽃	꽂	꽃	끈	꽂	꾼
꼼	꽂	꽃	꽂	꼭	꽂	꽃	꽁	꽂
꽃	꼴	꽁	꽂	꼼	꿈	꾼	꽃	꽂
꽂	꽃	꾼	꼼	끈	꽂	꿉	꿈	꽂

시공간력

12. 아래 그림의 꽃들을 색연필로 칠해서 예쁘게 완성해 보세요.

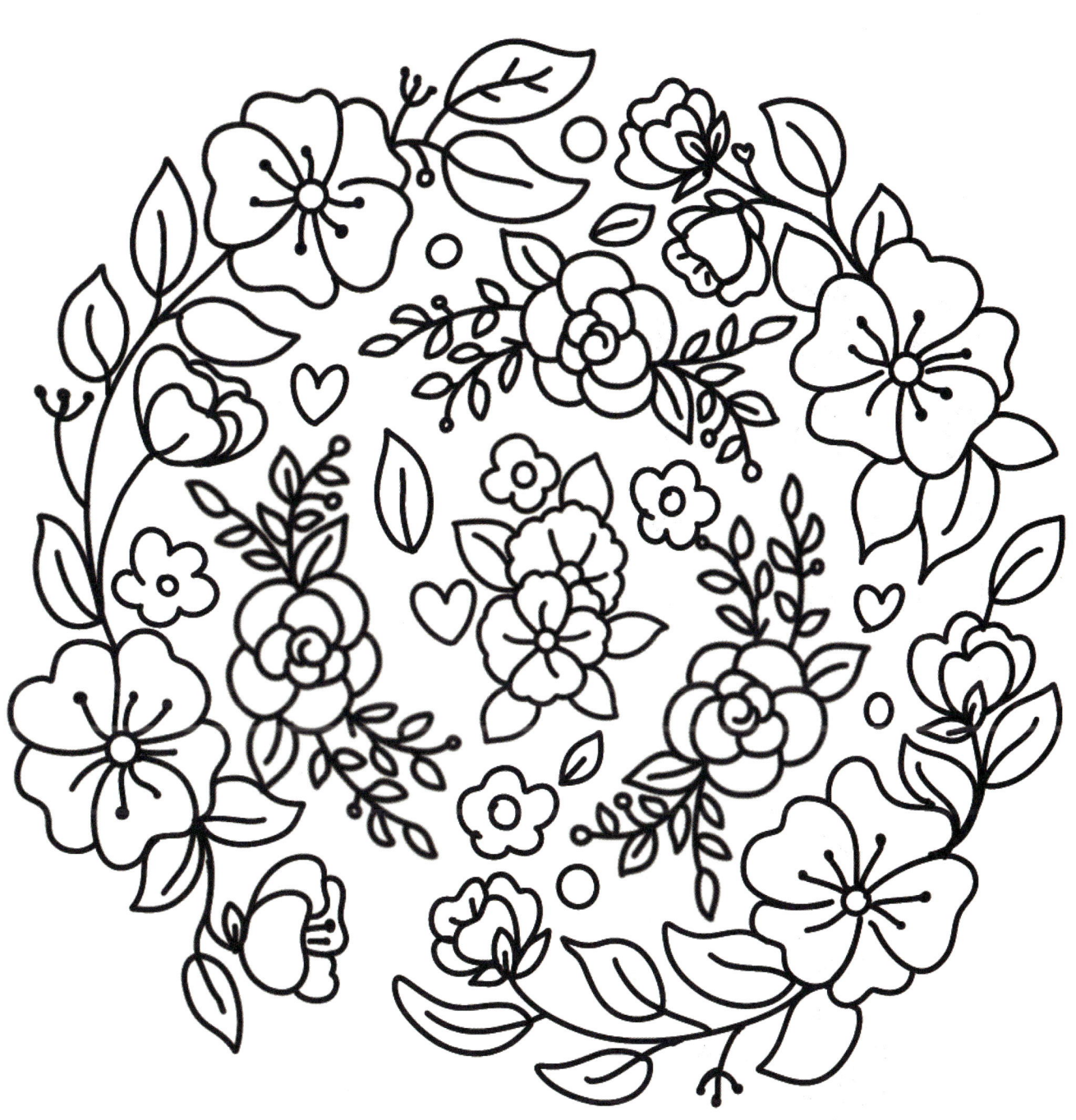

26일 차

병원

오늘도 병원 순례. 약봉지만 한 보따리다.
여기 갔다 오면, 또 저 병원이 날 기다리고…
날 보고 싶어 하는 사람은 의사들뿐이네.

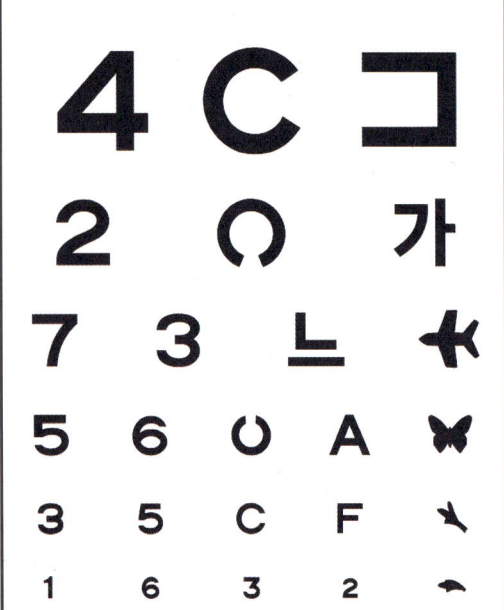

계산력

1. 시력표에 있는 숫자를 다 더하면 얼마일까요?

　　　　　_____

2. 시력표에서 가장 큰 숫자와 두 번째로 작은 숫자를 곱하면 얼마일까요?

　　　　　_____

3. 시력표에서 나비 그림을 찾아 동그라미 쳐보세요.

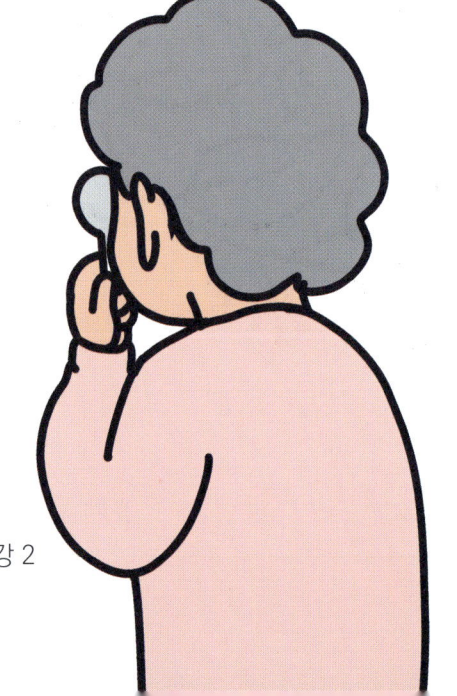

계산력

4. OK 할머니는 어제 안과에 다녀왔습니다. 의사 선생님은 '하루에 3번, 6시간 간격으로 안약을 넣으라.'라고 말했습니다. 오늘 아침 8시에 1차 넣었다면, 다음엔 몇 시에 넣어야 할까요?

1차 __8__ 시, 2차 ____ 시, 3차 ____ 시

계산력

5. OK 할머니는 약국에 들러 60알이 들어있는 눈 영양제 한 통을 45,000원에 샀습니다. 그럼, 하루 복용량인 한 알은 얼마일까요?

_____ 원

연상력

6. 안과하면 떠오르는 것들을 적어보세요.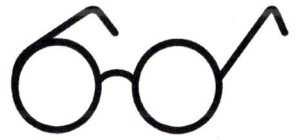

안경, 시력,

7. 대표적인 노인 안과 질환인 황반변성을 간단히 테스트해 보세요.
(조금이라도 이상이 있다면 병원을 방문해 전문의의 진료를 받아보세요.)

암슬러 격자 자가진단 TEST

① 밝은 환경에서 검사를 진행해야 합니다.

② 한쪽 눈을 가리고 검은색 점을 응시합니다.

③ 검은색 점에 시선을 고정 시킵니다.

④ 그 상태에서 격자 선들이 어떻게 보이는지 확인합니다.

격자 선이 찌그러져 보인다면 황반변성 의심

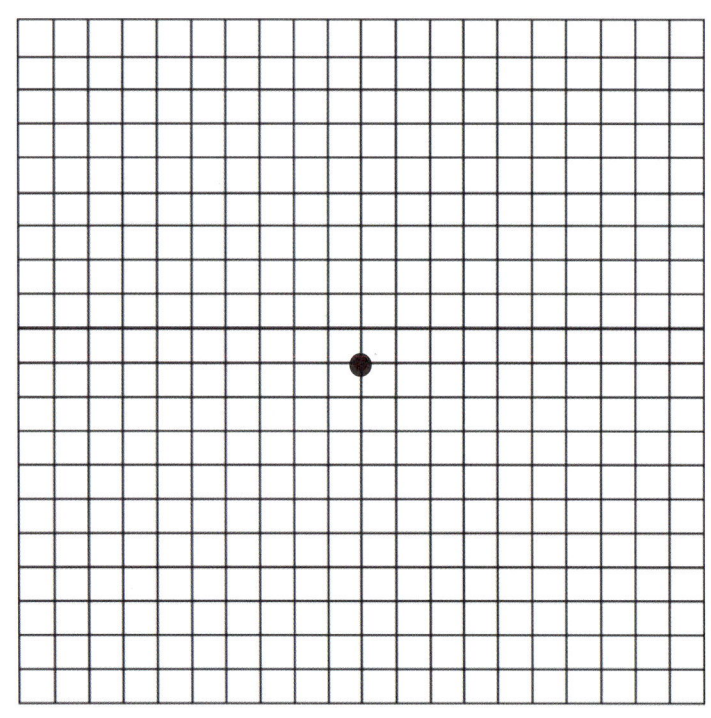
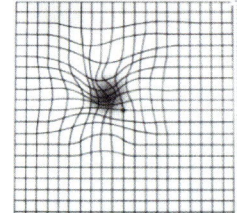

판단력

8. 각 과와 관련된 단어들을 찾아 표에 적어보세요.

내과	
정형외과	
피부과	
이비인후과	
치과	

비염　　사마귀　　　　　여드름　　위염
　　　　　　오십견
골절　　　　　　　　충치　　허리디스크
　　대장내시경
당뇨　　　　축농증　　　　사랑니
　　임플란트　　　장염　　이석증

판단력

9. 병원에서 진료받는 순서를 나열해 보세요.

① 의사에게 진료받기

② 병원 진료 접수하기

③ 약국 가서 약 받기

④ 수납하고 처방전 받기

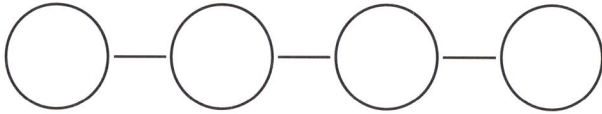

판단력

10. 나는 무엇일까요?

① 나는 치과에서 자주 사용돼. 이 빠진 자리에 나를 넣어서 다시 씹을 수 있게 해줘. 의사가 특수한 도구로 나를 단단히 고정시키지.

_____

② 나는 병원에서 귀가 잘 안 들리는 분들에게 처방돼. 작고 귀에 착 붙어서 소리를 크게 들려주지. 의사가 나를 맞춰주면 대화가 훨씬 편해.

_____

계산력

11. OK 할머니는 오늘 보건소에 가서 치매 간이 검사를 하고 왔습니다. 가장 어려웠던 문제가 100에서 7씩 계속 빼는 문제였어요. 우리도 한 번 해볼까요? (100-7=93, 93-7=86…)

100, 93, _____, _____, _____, _____, _____, _____, _____, _____, _____, _____, _____, _____.

이번에는 100에서 9씩 계속 빼보세요.

100, 91, _____, _____, _____, _____, _____, _____, _____, _____, _____, _____.

언어력

12. 다음 초성을 보고 병원에서 자주 볼 수 있는 단어를 맞혀 보세요.

| ㄱㅎ사 | ㅈ사ㄱ | ㅎ압계 | ㅊㅇ계 |

간호사   _____   _____   _____

| 응ㄱ실 | ㅊ방전 | 진ㄹㅅ | ㅊ진ㄱ |

_____   _____   _____   _____

27일 차

명절

요 며칠 설음식 준비하느라 힘들어 미간에 골이 푹 파였었는데,
손주들 얼굴 보니까 언제 그랬냐는 듯 내 얼굴이 쫙 펴지고 웃음이 난다.
니들이 바로 보톡스구나~!

판단력

1. 다음 한복 명칭을 그림에서 찾아 줄을 그어보세요.

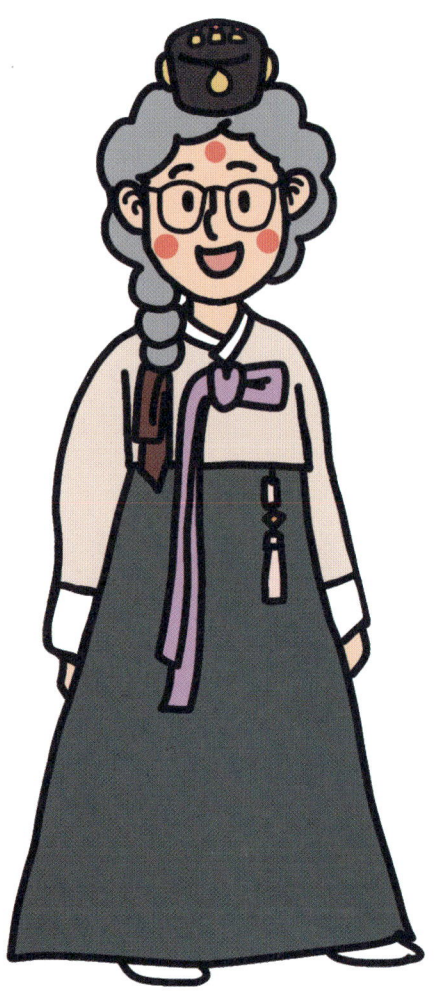

- 족두리
- 연지곤지
- 댕기
- 노리개
- 고름
- 버선
- 동정

시공간력 상상력

2. 다음 복주머니 그림을 색동으로 칠하고 그 안에 어떤 복을 받고 싶은지 적어보세요.

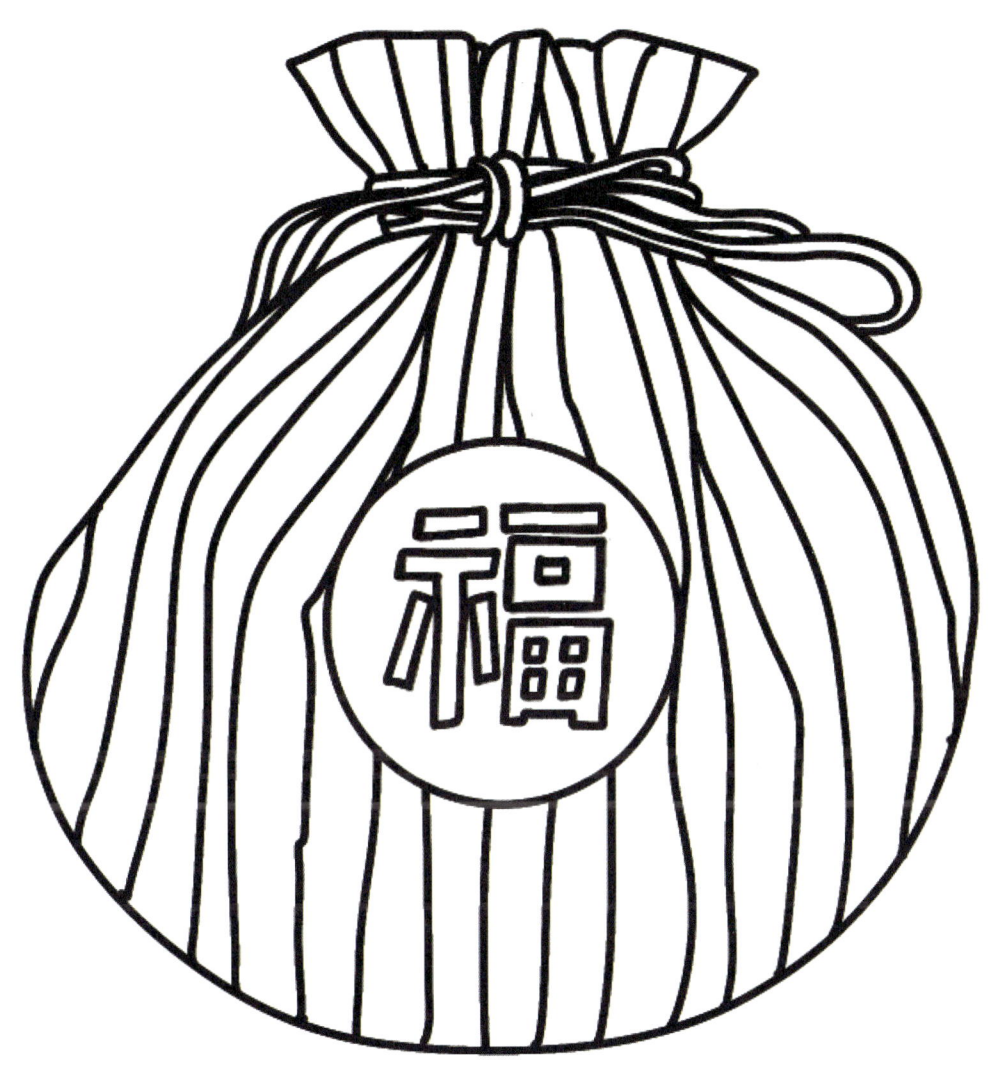

_____

_____

판단력

3. 다음은 우리나라 전통 명절에 관한 설명입니다. 맞으면 ○, 틀리면 X 해주세요.

① 설날에 먹는 대표적인 음식은 송편이다. (X)

② 추석은 양력으로 8월 15일이다. (   )

③ 한가위는 추석을 부르는 또 다른 이름이다. (   )

④ 정월대보름에는 오곡밥과 부럼을 먹는다. (   )

⑤ 동지는 1년 중 낮이 가장 긴 날이다. (   )

⑥ 삼복에는 뜨거운 음식을 피하고 찬 음식을 먹는다. (   )

계산력

4. OK 할머니는 빳빳한 새 돈을 아래처럼 바꿔서 봉투에 넣어 두었습니다. 설날 아침 손주 다섯 명에게 한 사람당 10만원씩 세뱃돈을 주면, 봉투에는 얼마가 남아 있을까요?

지폐	1,000원	5,000원	10,000원	50,000원
매수	30장	13장	17장	12장

_____ 원

창의력

5. 만약 명절을 새로 만든다면 어떤 이름을 붙이고, 어떤 음식을 먹고 싶은가요?

예시 ①   명절 이름 : **웃음날**

날짜 : 매년 6월 1일

하는 일 : 가족들이 모여 웃긴 이야기를 나누며 함께 웃기

음식 : 웃음떡 – 웃는 얼굴 모양으로 만든 떡

예시 ②   명절 이름 : **손주랑날**

날짜 : 매년 어린이날 전날, 5월 4일

하는 일 : 할머니, 할아버지와 손주가 하루 동안 같이 놀기

음식 : 할매 김밥

예시 ③   명절 이름 :

날짜 :

하는 일 :

음식 :

28일 차

텃밭

미니 텃밭을 만든 건 나이 들어 가장 잘한 결정이야.
들여야 할 수고는 많지만,
싹을 틔우고 열매를 맺기까지 그 과정이 참 보람 있고 즐거워.
작고 소중한 나의 애완 텃밭. 내 마음 건강을 지키는 약이지.

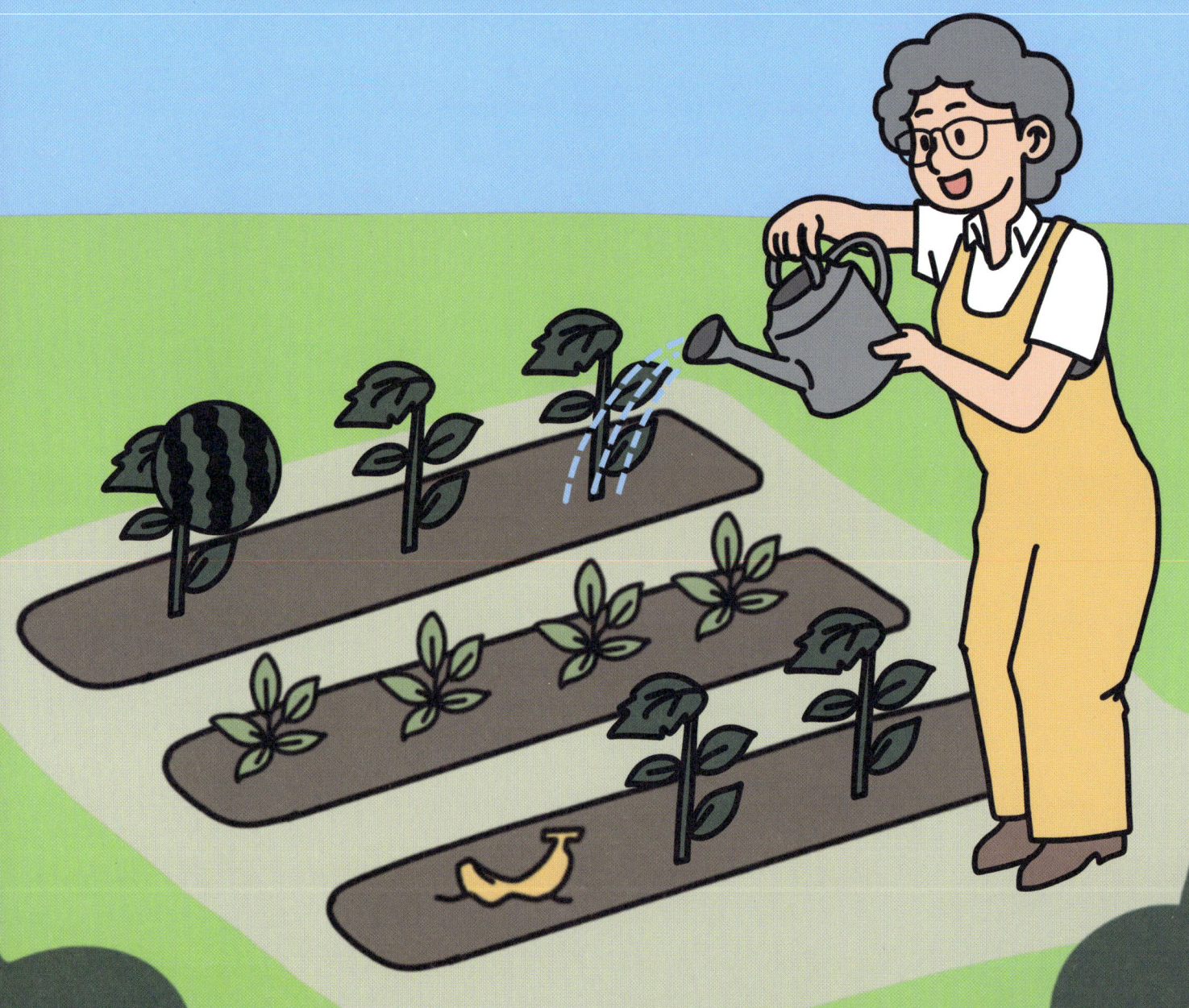

집중력

1. 왼쪽 텃밭 그림에서 이상한 점 2가지를 찾아 적어보세요.

① _____

_____

② _____

_____

기억력

2. 텃밭에 흔히 심는 채소 5가지를 떠올려 적어보세요.

_____

_____

기억력

3. 텃밭에서 사용하는 농기구 3가지를 떠올려 적어보세요.

_____

_____

판단력

4. 텃밭에 심는 작물 중 다음 색깔의 열매를 맺는 채소들을 적어보세요.

- 🔴 _____
- 🟣 _____
- 🟡 _____
- 🟢 _____

상상력

5. 나만의 텃밭을 만들어 볼까요? 텃밭을 4구역으로 나누어 각기 다른 작물을 심는다면 무엇을 심고 싶은가요? 텃밭에 직접 그려주세요.

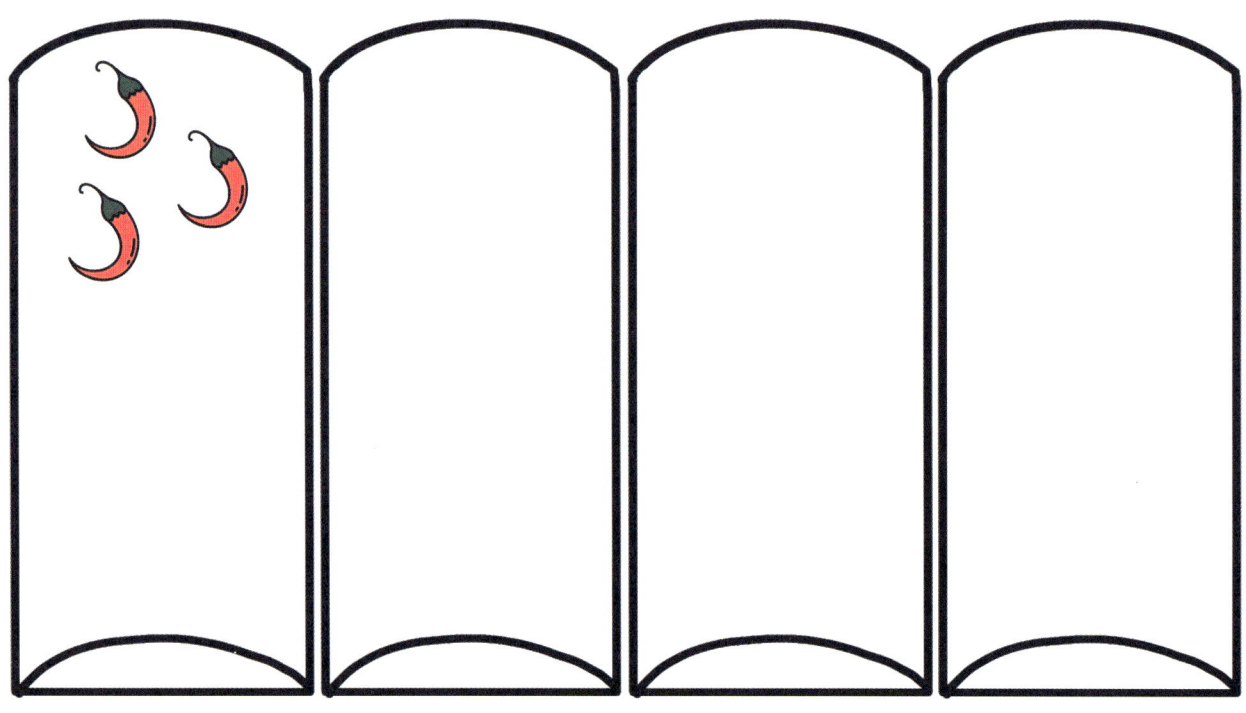

계산력

6. 텃밭에서 흔히 볼 수 있는 작물입니다. 아래 계산을 보고 값이 얼마인지 빈칸에 적어보세요.

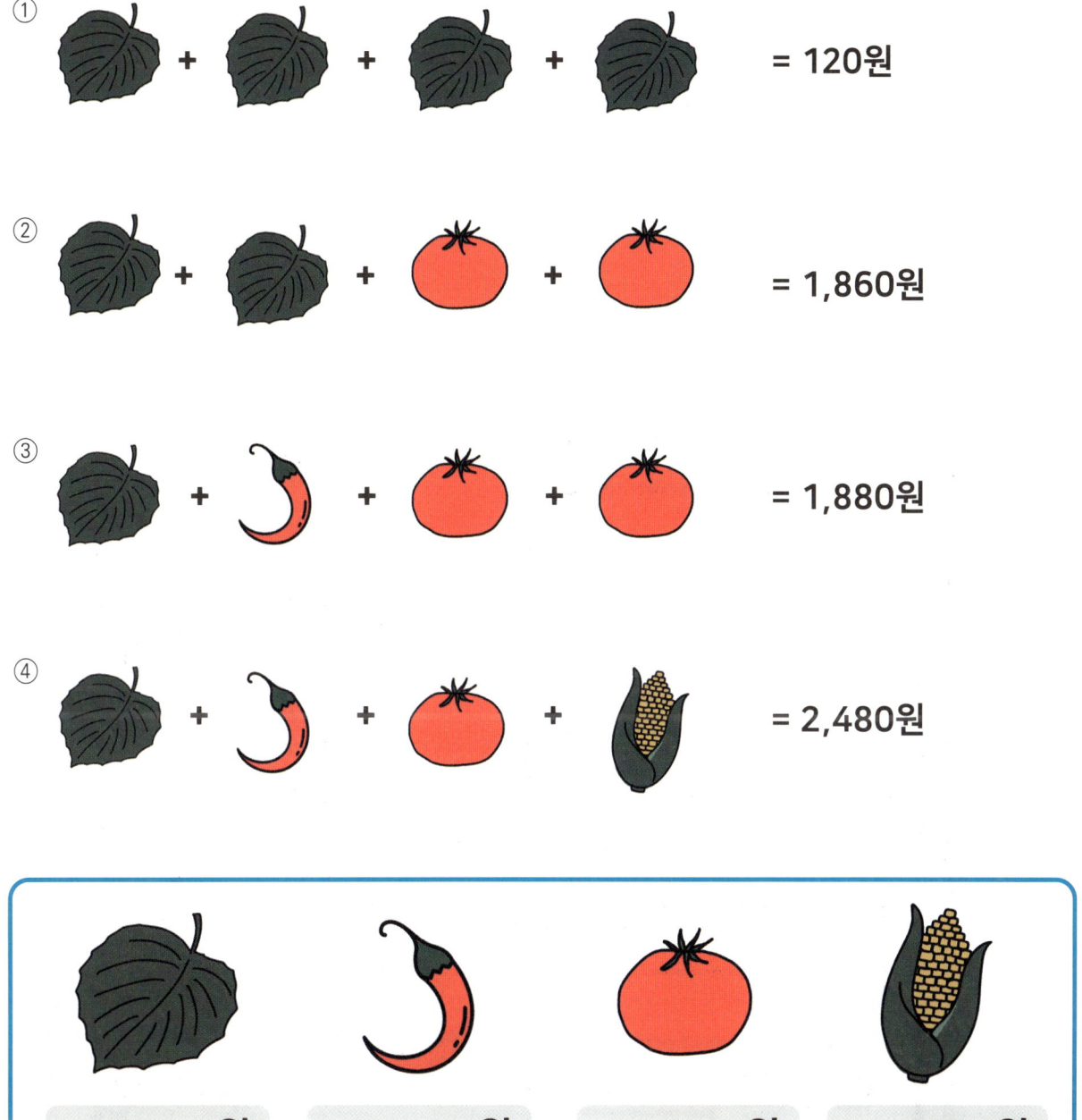

29일 차

신문물

손녀가 나보고 "할머니, 이 동네 인싸야?"라고 묻는다. 도통 무슨 말인지 원.
넌 무슨 외계어를 하냐 했다. 인싸가 잘 어울리고 인기가 많은 사람이란다.
세상은 빠르게 바뀌고 난 따라가기 버겁고…
그래도 인싸 될려면 열심히 공부해야지. 영차영차!

1. 키오스크 사용하기

요즘 식당이나 카페에 가면, 사람 말고 기계 앞에 서서 손으로 화면을 눌러 주문하는 곳이 많아졌어요. 이것을 '키오스크'라고 부릅니다. 함께 배워 볼까요?

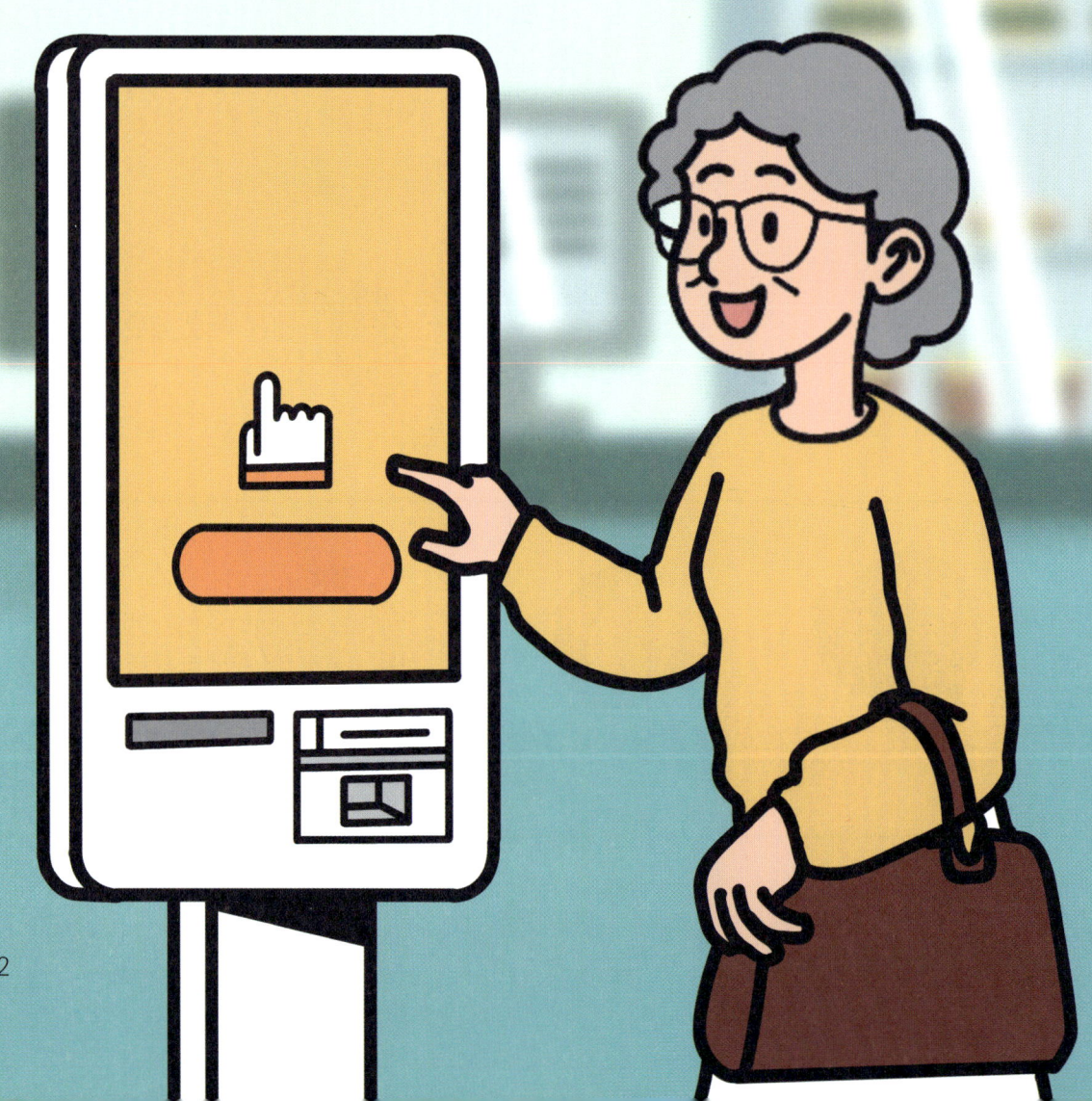

1. 화면을 눌러 시작해요.

화면을 가볍게 손으로 톡 누르면 시작돼요.

2. 먹고 싶은 메뉴를 골라요.

사진이랑 이름을 보고 원하는 음식을 눌러요.
여러 개 눌러도 괜찮아요.

3. 수량을 고르고 '담기' 버튼을 눌러요.

몇 개 먹을지 고르고 '담기'나
'추가' 버튼을 눌러요.

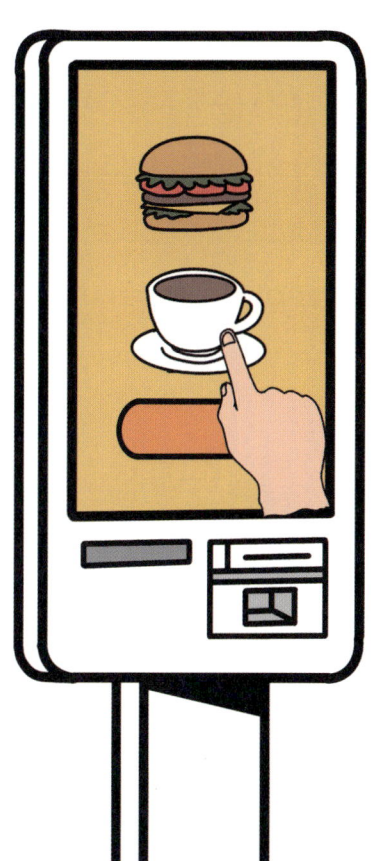

4. 메뉴를 확인하고 결제해요.

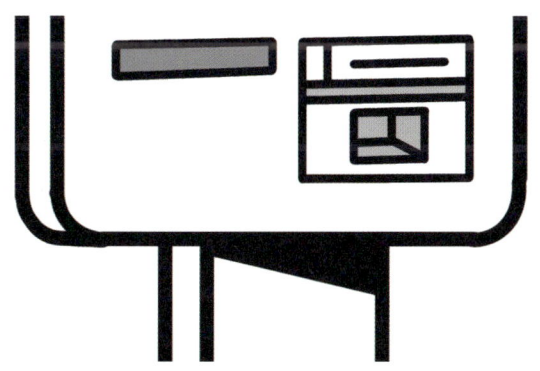

고른 메뉴가 맞는지 확인해요. 맞으면 '결제하기'를 누르고 신용 카드로 결제해요.

* 매장이나 키오스크에 따라 주문 방법이나 순서가 조금씩 다를 수 있어요. 천천히 읽고 누르며 자신 있게 주문해 보세요.

2. 'AI'가 뭐예요?

요즘 뉴스를 통해 'AI(에이아이)'라는 말을 자주 들어보셨죠? 바로 인공지능을 말하는 것으로 쉽게 말하면 사람처럼 생각하고, 말하고, 대답도 할 수 있는 '똑똑한 컴퓨터' 기술이에요. 사람이 알려준 것을 스스로 배우고, 사람을 도와주는 역할을 해요.

AI는 생활 속에서 어떤 걸 할 수 있을까요?

① 핸드폰 : 오늘 날씨가 어때? 물어보면 대답해 줘요.

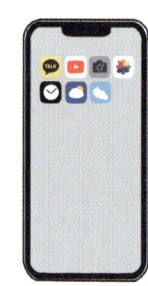

② 자동차 : 스스로 길을 찾아가고, 장애물을 피해요.

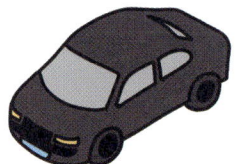

③ TV 리모컨 : 말로 채널을 바꾸면 AI가 알아듣고 바꿔줘요.

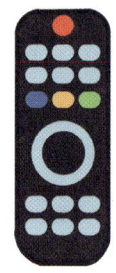

요즘은 AI가 사람처럼 말도 하고, 그림도 그리고, 글도 쓴다는데요. 이런 세상 신기한가요? 어떻게 느껴지나요?

3. 손주랑 통하는 요즘 말 따라잡기!

요즘 젊은이들은 새로운 말을 참 많이 만들어요. 신조어 몇 개만 알아두면 손주와 더 가까워질 수 있어요. 자, 같이 한번 배워볼까요?

먼저 다음 네모 칸의 신조어들 중 알고 있는 것에 동그라미 쳐보세요. 모르는 단어들은 그 뜻을 추측해 보세요.

> **마상 꿀잼 인싸 급발진 노답**

그 뜻을 알아볼까요?

① 마상 : 마음의 상처   예) 그 말 듣고 마상입었어.

② 꿀잼 : 아주 재미있다.   예) 그 영화 아주 꿀잼이야.

③ 인싸 : 사람들과 잘 어울리는 사람   예) 우리 손주는 완전 인싸야.

④ 급발진 : 감정을 갑자기 폭발하는 것   예) 왜 급발진하는거야?

⑤ 노답 : 너무 엉망이라 답이 없다. No + 답   예) 이건 진짜 노답이야.

30일 차
두뇌 집중의 힘 5

사칙연산을 꾸준히 하면 치매 예방에 도움이 됩니다.
더하기, 빼기, 곱하기, 나누기를 통해 계산 능력을 향상해 보세요.

| 외유뇌강 수학 학습지 | 월   일   이름 : |

1. 8 + 71 + 32 =

2. 19 + 42 + 85 =

3. 12 + 43 + 78 =

4. 81 + 23 + 32 =

5. 22 + 64 + 500 =

6. 4 + 50 + 52 =

7. 7 + 23 + 75 =

8. 88 + 41 + 7 =

9. 20 - 7 + 63 =

10. 54 - 7 + 62 =

11. 47 - 9 - 16 =

12. 59 - 17 + 32 =

13. 93 - 18 + 62 =

14. 37 - 12 - 7 =

15. 79 - 26 - 32 =

16. 94 - 21 - 7 =

17. 14 X 8 =

18. 87 X 41 =

19. 24 X 6 =

20. 15 X 9 =

21. 62 X 7 =

22. 37 X 4 =

23. 7 X 26 =

24. 11 X 41 =

25. 60 X 42 =

26. 31 X 71 =

27. 196 ÷ 4 =

28. 264 ÷ 3 =

29. 166 ÷ 2 =

30. 498 ÷ 6 =

점수 :   / 30

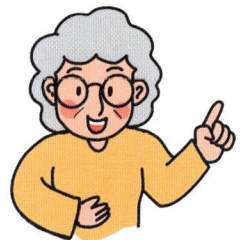
뇌가 건강해지는 맨손 운동 따라 하기

몸 이곳저곳을 꾸준히 자극해 주면, 뇌가 건강해져서 치매 예방에 효과가 있어요. 반복하여 따라해 주세요.

1. 세로 박수

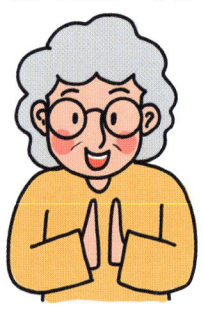

양손을 맞대어
강하게 박수를 칩니다.

2. 가로 박수

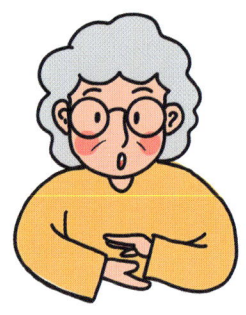

양손이 수평이 되도록 눕혀
박수를 칩니다.

3. 가로 쥐기

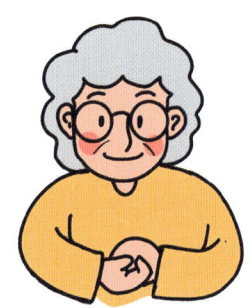

양손을 수평으로 맞대어
손을 꼭 쥐여줍니다.

4. 양팔 앞으로 밀기

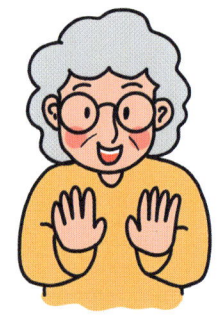

양팔을 가슴 앞에서 앞쪽으로 밀고
제자리로 돌아옵니다.

5. 양팔 위로 밀기

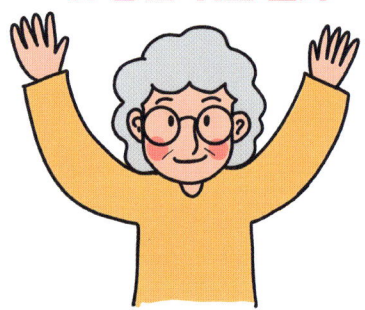

양팔을 위로 밀고
제자리로 돌아옵니다.

6. 양팔 옆으로 밀기

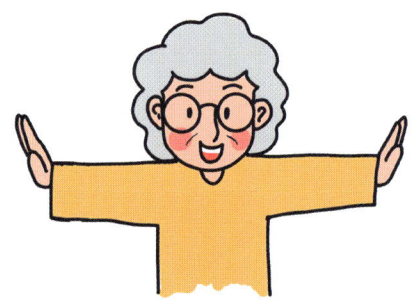

양팔을 좌우로 밀고
제자리로 돌아옵니다.

답안지

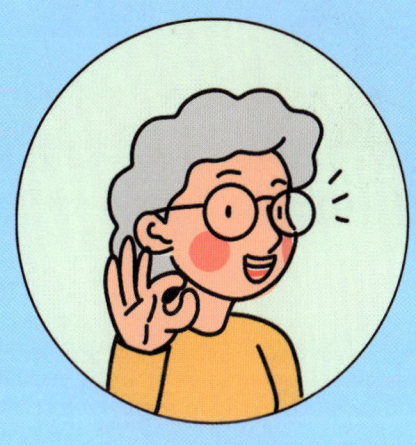

1일 차. 나는 누구일까?

4. 나비, 나그네, 나누기, 나들목, 나라, 나무, 나무꾼, 나물, 나뭇잎, 나비, 나이테, 나침반, 나팔꽃, 나이 등

2일 차. 가족

3.

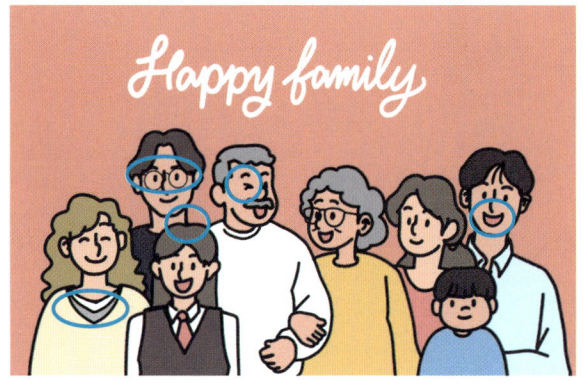

3일 차. 우리 집

1.

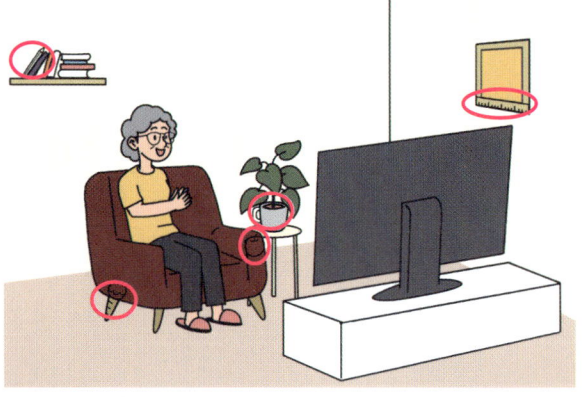

3. 냉장고, 전자레인지, 세탁기, 건조기, 가습기, 드라이기, 조명, 김치냉장고, 텔레비전, 컴퓨터, 공기청정기 등

6. 가구 파티

7. 4 5 6 7 8 9 @ ?

4일 차. 우리 동네

6. 책벌레, 일중독, 말장난, 밥도둑

7. 27,500원

5일 차. 하루 일과

2. 하루 = 24시간
   1시간 = 60분
   1분 = 60초
   1년 = 365일, 12개월
   1주일 = 168시간
   600초 = 10분

6일 차. 두뇌 집중의 힘 1

1.

① 고래, 새우

② 호미, 가래

③ 돌다리

④ 말, 천 냥

⑤ 백지장

⑥ 떡

⑦ 소, 외양간

⑧ 세 살, 여든

⑨ 고생, 낙

⑩ 자라, 솥뚜껑

⑪ 쥐구멍, 볕

2.

①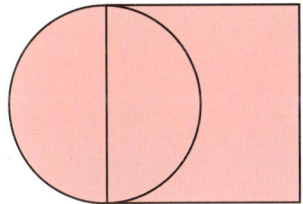

②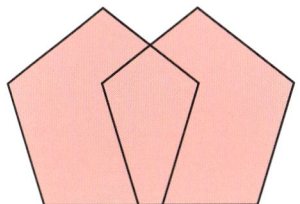

③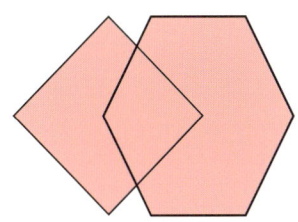

④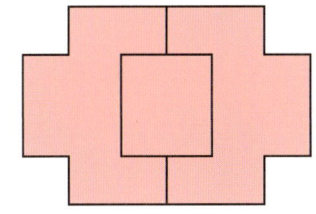

3. ① 바, ② 산, ③ 돌, ④ 충

4.

① 장학금, 장식장, 장례식, 신발장, 장난감 등

② 불장난, 산불, 불나방, 이불, 불꽃, 불고기 등

5.

① 서방, 수분, 손발, 소비, 선배, 산불, 신부, 선발, 선반, 상반, 성별 등

② 자식, 재산, 전설, 진실, 자세, 주소, 주석, 제사, 정성, 전선, 재생, 주식 등

6.

① 방 : 공부방, 온돌방, 놀이방

② 등 : 신호등, 가로등, 형광등

③ 장 : 연습장, 운동장, 공연장(강연장)

7일 차. 친구

7.
- 날짜 : 7월 17일
- 시간 : 오전 11시 30분
- 장소 : 시청 앞

8. 6,500원

9. 친구

10. 도구, 공구, 문구, 전구, 장구, 인구, 연구, 배구, 축구, 탁구, 살구 등

8일 차. 취미

2. 54,000원

3. 색연필, 화가, 붓, 물감, 도화지, 미술관 크레파스, 스케치북, 초상화, 수채화 등

4. 버들피리

5. ① 눈물 ② 박달재 ③ 비 내리는
④ 삼각지 ⑤ 홍도 ⑥ 장충단 ⑦ 함께
⑧ 아가씨 ⑨ 두만강 ⑩ 금순아
⑪ 선생님 ⑫ 미아리 고개

8.
바이올린, 피아노, 가야금
꽹과리, 하모니카, 탬버린

9.
레몬, 미나리, 파라솔, 시청자 등

10. 5줄

9일 차. 외출

3.
① 버스 타는 시간 : 9시 48분
② 걸어갈 때, 집에서 나가는 시간 : 9시 27분

7.
①

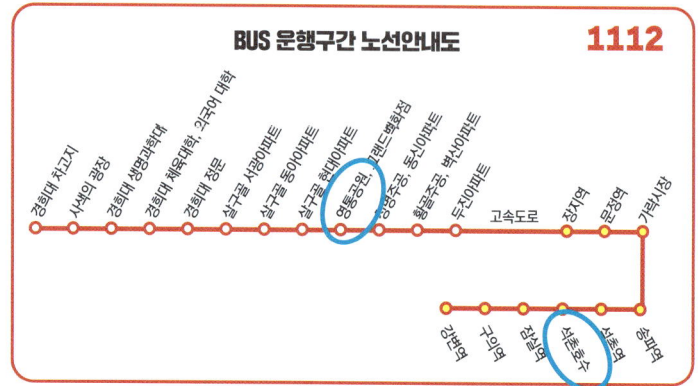

② 10정거장
③ 구의역, 잠실역, 석촌호수, 석촌역

10일 차. 운동

2. 3시간 30분

3. 1,700보

4. 2,040보

5.
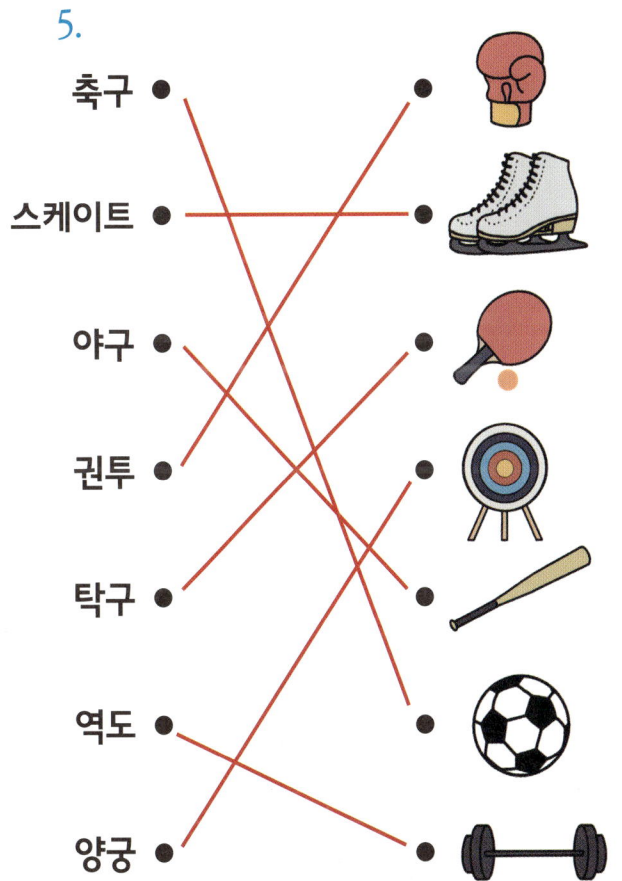

6.

강	남	펜	싱	성	은	의	성
역	도	볼	어	도	혜	유	하
니	스	각	수	태	권	도	은
육	명	태	영	망	승	수	하
상	사	격	석	민	마	라	톤
궁	나	란	레	조	동	계	물
역	탁	구	슬	가	시	상	감
헬	스	리	링	남	양	궁	주

11일 차. 요리

1. 물김치, 백김치, 파김치, 총각김치, 갓김치
부추김치, 열무김치, 쪽파김치, 나박김치 등

6.
① 국 - 된장국, 북엇국, 토란국, 시래깃국,
김칫국, 콩나물국, 뭇국, 아욱국, 감잣국 등
② 탕 - 추어탕, 동태탕, 설렁탕, 곰탕, 갈비탕,
대구탕, 알탕, 삼계탕 등
③ 찌개 - 김치찌개, 된장찌개, 순두부찌개,
두부찌개, 감자찌개, 동태찌개, 콩비지찌개 등

7. 계란후라이

    콩나물국, 갈비찜, 제육볶음, 비빔밥

8. 두릅

9. 냄비, 프라이팬, 국자, 칼, 도마, 가위, 거름망, 찜기, 거품기, 집게, 주걱, 강판, 계량컵, 계량스푼 등

10. 추어탕, 매생이, 콩자반

11. 1-3-2-4-5

12. 10,600원

12일 차. 두뇌 집중의 힘 2

1

②

14	26	71	45	8	35	61	21	44	2
55	82	20	94	49	89	16	60	76	31
9	77	63	40	67	54	13	70	50	10
51	86	5	97	30	78	58	85	23	43
32	59	68	90	1	46	81	37	65	53
15	72	22	36	92	62	84	25	75	6
41	91	11	73	57	98	29	88	64	34
28	99	79	47	17	87	3	95	56	19
66	24	100	33	96	52	74	48	69	38
4	80	42	18	93	7	39	83	27	12

③

14	26	71	45	8	35	61	21	44	2
55	82	20	94	49	89	16	60	76	31
9	77	63	40	67	54	13	70	50	10
51	86	5	97	30	78	58	85	23	43
32	59	68	90	1	46	81	37	65	53
15	72	22	36	92	62	84	25	75	6
41	91	11	73	57	98	29	88	64	34
28	99	79	47	17	87	3	95	56	19
66	24	100	33	96	52	74	48	69	38
4	80	42	18	93	7	39	83	27	12

2. 콩 : 21개, 멸치 : 20개, 마늘 : 19개

① 7,980   ② 401

③ 22   ④ 439

3.

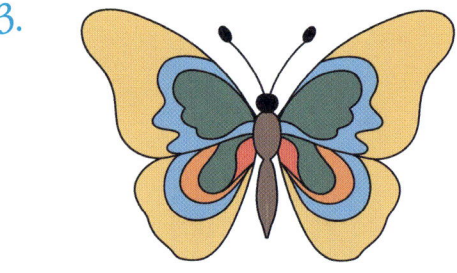

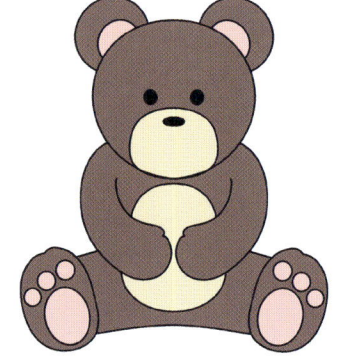

4.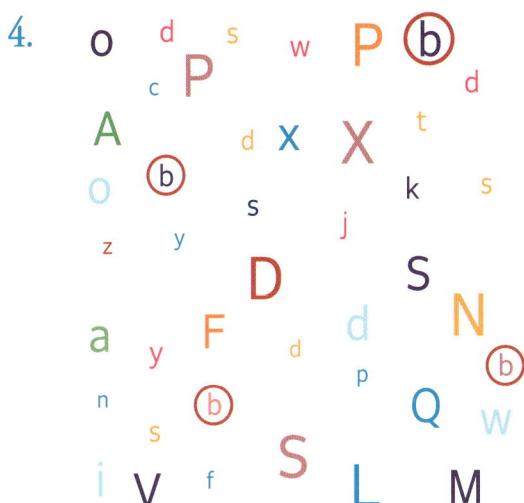

14일 차. 핸드폰

2.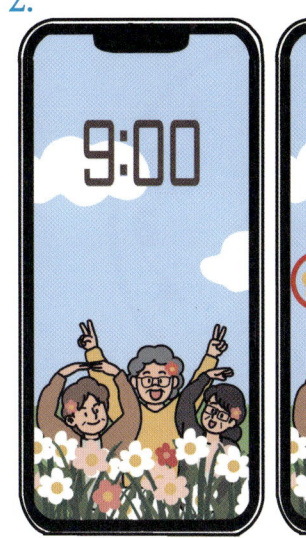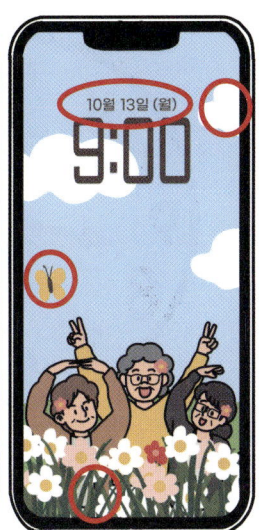

13일 차. 생일

4.

환갑 : 61세 (만 60세)

진갑 : 62세 (만 61세)

고희 : 70세

희수 : 77세

산수 : 80세

미수 : 88세

백수 : 99세

상수 : 100세

7. 68,600원

9. 케이크, 풍선, 촛불, 축하, 선물

10. 59

5.
(2) 전화 걸고 싶은 상대방의 이름을 누른다.
(3) 통화 버튼을 누른다.
(1) 연락처 목록에서 상대방의 이름을 찾는다.
(4) 상대방과 통화한다.

6. 1,040

7. 전화, 문자, 벨소리, 배터리, 이어폰, 카메라, 앱(어플) 등

8. 5시간

9. 똑똑, 신기, 편리, 필요, 위험, 냉정 등

13. 저녁 8시 30분

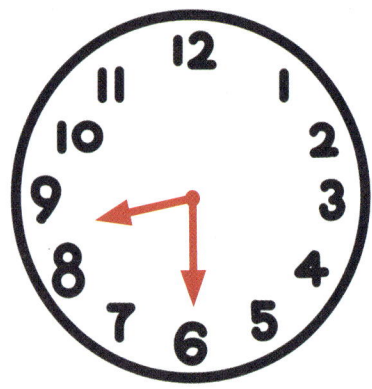

15일 차. 시장

1.

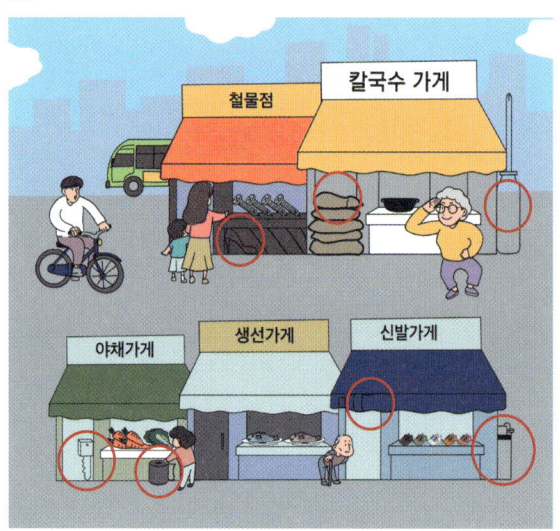

2.

① 63,000원

② 33,750원

③ 10,680원

3. 5시

4. 보리, 찰보리, 흑보리, 기장, 조, 율무, 귀리, 찹쌀, 현미, 흑미, 녹두, 팥, 검은콩, 강낭콩, 메밀, 참깨 등

5.

한입 베어 물면, 달콤한 여름이 터진다!
알알이 꽉 찬 행복, 옥수수 한 대 어때요?
갓 쪄낸 향기 한가득, 엄마 손맛 옥수수!

16일 차. 반려동물

2. ② ③

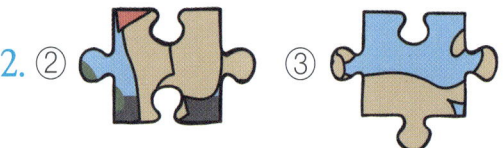

3.

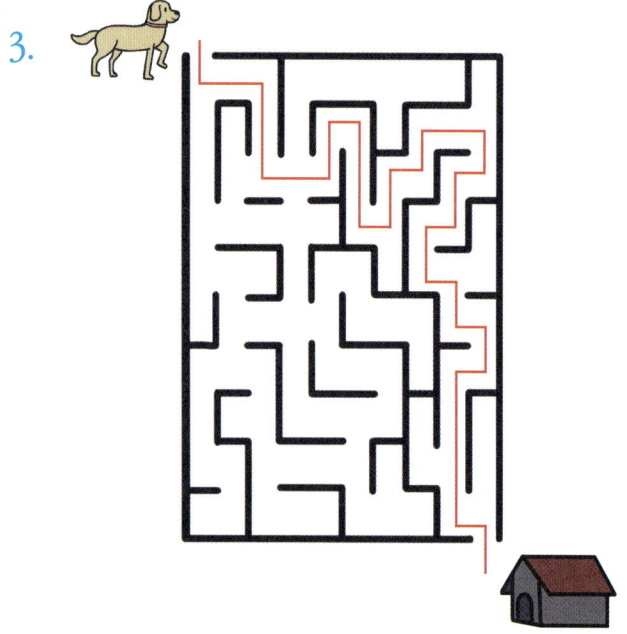

4. ④

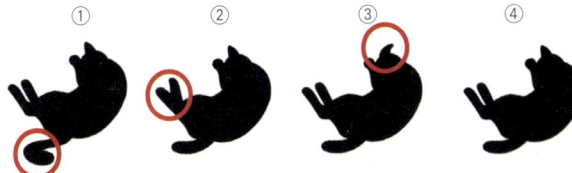

5. 개, 고양이

17일 차. 여행

1. 울릉도

2. 4,500원

4. 오후 12시 10분

5. 활주로

6. 독도, 진도, 거제도, 강화도, 백령도, 연평도, 흑산도, 홍도, 남해도, 우도, 비양도

7. 버스, 버스표, 비자, 지도, 배표, 기차, 여행, 관광, 차표, 차도, 캠핑, 캠핑카, 여권, 관광버스, 비행기, 카메라 등

18일 차. 두뇌 집중의 힘 3

1.

원숭이	엉덩이는 빨개	빨가면	사과
사과는	맛있어	맛있으면	바나나
바나나는	길어	길면	기차
기차는	빨라	빠르면	비행기
비행기는	높아	높으면	백두산

가을 하늘은	파래	파라면	바다
바다는	넓어	넓으면	마음
마음은	따뜻해	따뜻하면	붕어빵
붕어빵은	맛있어	맛있으면	곶감
곶감은	달콤해	달콤하면	솜사탕

2.

① 손
② 접
③ 톳
④ 축
⑤ 제
⑥ 쌈
⑦ 쾌
⑧ 필

3.

치통, 심경, 파래, 안색, 수통, 수경, 수건, 수심, 수치, 수영, 수색, 수도, 파경, 파도, 성경, 성도, 풍수, 풍파, 풍성, 풍경, 안건, 안심, 안치, 안경, 안도, 통풍, 통치, 통영, 건치, 건성, 심성, 심통, 치수, 치성, 치안, 경건, 경치, 경영, 경도, 도수, 노파심, 노안, 도박, 박수, 박치 등

4.

가 : 22명, 나 : 7명, 다 : 7명, 라 : 10명

① 36

② 140

③ 10

④ 151

19일 차. 추억

1. 지게, 짚신, 키, 다듬이, 절구, 청사초롱

2. 아들딸, 쥐, 꺼진 불

3. 실뜨기, 딱지치기, 제기차기

4.

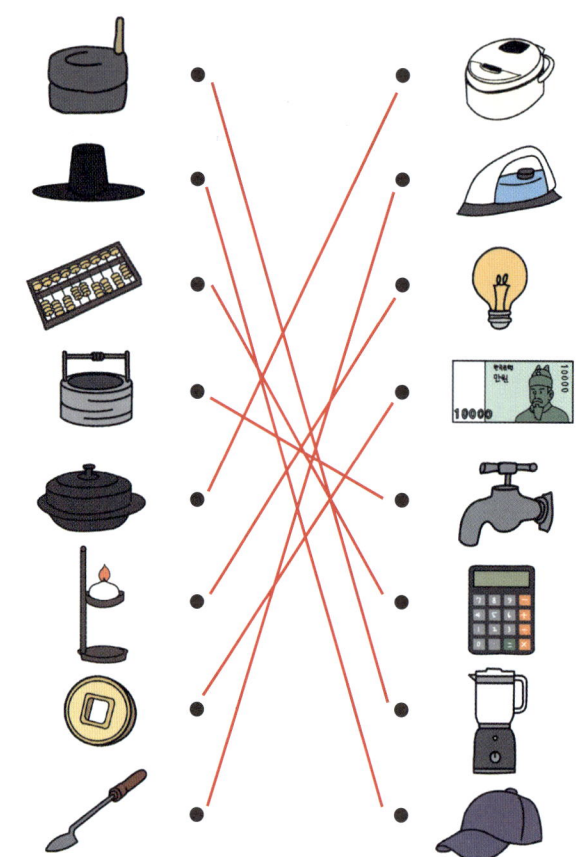

20일 차. 계절 1. 봄, 여름

1. 봄

2. 진달래, 분홍색, 노란색, 개나리, 봄바람, 철쭉, 새싹, 연두색, 나비, 산책, 봄나물, 두릅, 냉이, 새순 등

3. 두릅, 냉이, 달래, 쑥, 씀바귀, 참나물, 곰취, 방풍나물, 미나리, 딸기, 참외 등

4. 8일

5. 냉면, 수박화채, 수박, 콩국수, 참외, 팥빙수, 아이스크림, 오이냉국, 열무김치, 열무비빔국수, 삼계탕, 옥수수 등

6. 해수욕장, 청개구리, 귀뚜라미
   미꾸라지, 해바라기, 아프리카

7. 휴가, 바다, 해수욕장, 수박, 선풍기, 에어컨, 수영, 삼계탕, 복날, 냉면, 모기, 계곡, 피서 등

8. 8,400원

9. 예시) 수박 → 박수 → 수영장 → 장치 → 치과 → 과학 → 학생 → 생명 → 명예 → 예술 → 술집 → 집사

21일 차. 계절 2. 가을, 겨울

1. 천고마비, 단풍, 추수, 추석, 하늘, 수확, 벼, 곡식, 송편, 밤, 대추, 감, 홍시, 사과, 배, 코스모스 등

2. 메뚜기, 반딧불이, 방아깨비
   잠자리, 무당벌레, 귀뚜라미

3.
① 도토리
② 감
③ 은행
④ 밤

4.
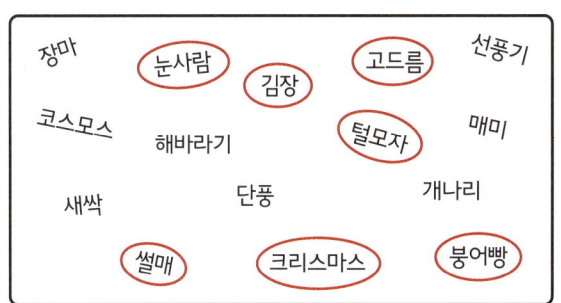

5. 10,700원

7. 눈사람, 눈싸움, 눈송이, 눈썰매, 눈사태, 눈길, 눈꽃 등

8. 고드름

22일 차. 이야기

1. 7번

23일 차. 우리나라

1.
1절 : 동해물, 백두산, 무궁화
2절 : 남산, 소나무, 무궁화

2. 한강, 낙동강, 섬진강, 한탄강,
   한라산, 설악산, 북한산, 속리산

3.
① 유관순
② 이순신
③ 세종대왕

4.
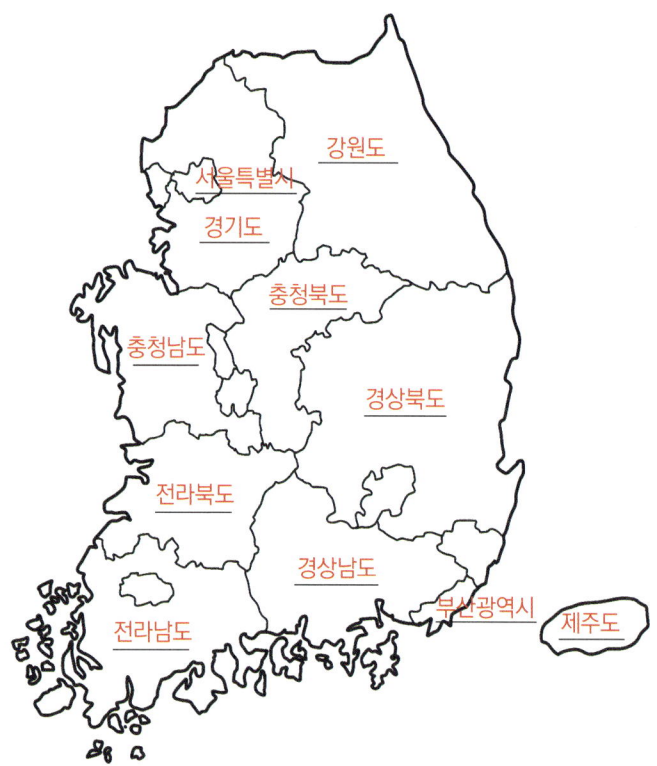

5.
포항 과메기, 문경 사과, 벌교 꼬막, 안동 소주,
순창 고추장, 영광 굴비, 상주 곶감, 영덕 대게,
보성 녹차, 남원 추어탕, 통영 굴, 이천 쌀,
완도 전복, 울릉도 오징어, 무안 양파,
전주 비빔밥

24일 차. 두뇌 집중의 힘 4

1.

감언이설, 과유불급, 촌철살인, 함흥차사, 무용지물, 견물생심, 호언장담, 고진감래, 청천벽력, 결초보은, 조삼모사, 호사다마, 일취월장, 측은지심, 마이동풍, 전전긍긍, 풍비박산, 어불성설

2. 하이에나, 바다표범, 바다거북, 청둥오리, 고슴도치, 기니피그, 오랑우탄, 청개구리, 아나콘다, 미꾸라지, 개미핥기, 카멜레온, 백상아리, 개똥벌레, 호랑나비 등

	⑥식	❺세	척	기		❷김		
		탁				치		
		기		❸정		냉		
				③수	목	장	①❶에	너	지
	④공	기	❹청	정	기		②고	등	어
			소				컨		
			⑤전	기	밥	솥			

5.

①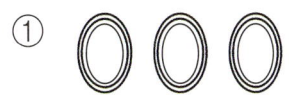

②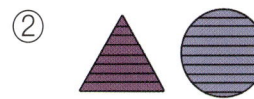

③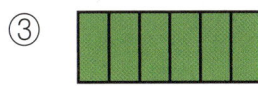

25일 차. 꽃

2. 스승의 날 – 카네이션

장례식 – 국화

가을 – 코스모스

어버이날 – 카네이션

3. 41,800원

4. 벚꽃, 진달래, 개나리, 철쭉, 목련 등

5. ② 수선화

6. 라벤더, 수국, 아이리스, 도라지꽃 등

7. 손, 발, 강, 불, 비, 눈, 달, 해, 풀, 흙, 돌, 밥, 집, 말, 물, 꽃, 입, 귀, 코 등

9. 7개

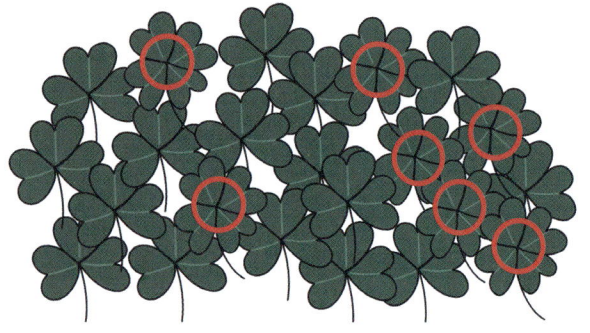

10.

예시) 개나리꽃 → 꽃집 → 집안일 → 일기장 → 장독대 → 대문 → 문지방 → 방앗간 → 간호사 → 사마귀 → 귀걸이 → 이발소

11.

꼿	꼿	끝	꽃	꼿	꼿	꽃	꿈	꽃
꼿	꾼	꽁	꽃	꼿	꽃	꼰	꼿	꾼
꼼	꽃	꽃	꼿	꼭	꼿	꽃	꽁	꼿
꽃	꼴	꽁	꼿	꼼	꿈	꾼	꽃	꼿
꼿	꽃	꾼	꼼	꼰	꽃	꿉	꿈	꼿

26일 차. 건강

1. 47

2. 14

3.
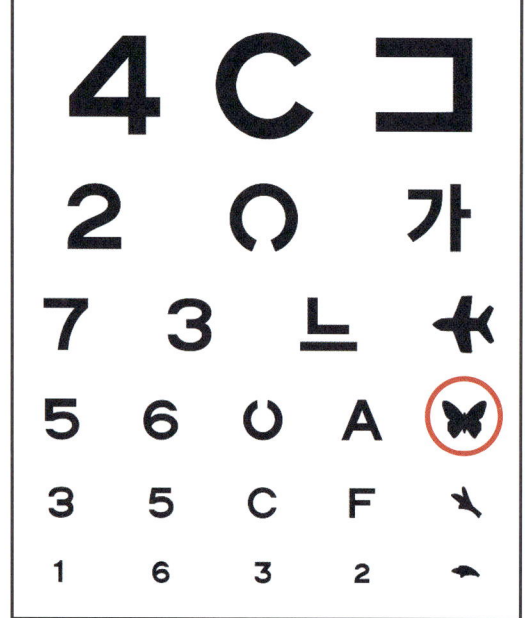

4. 2차 오후 2시, 3차 오후 8시

5. 750원

6. 시력, 렌즈, 안약, 안압, 각막, 망막, 백내장, 녹내장, 근시, 원시, 난시, 노안, 시력검사 등

8.
내과 : 당뇨, 대장내시경, 장염, 위염
정형외과 : 골절, 오십견, 허리디스크
피부과 : 사마귀, 여드름
이비인후과 : 비염, 축농증, 이석증
치과 : 충치, 사랑니, 임플란트

9. 2-1-4-3

10. ① 임플란트, ② 보청기

11.
① 100-93-86-79-72-65-58-51
  -44-37-30-23-16-9-2
② 100-91-82-73-64-55-46-37
  -28-19-10-1

12. 간호사, 주사기, 혈압계, 체온계
응급실, 처방전, 진료실, 청진기

27일 차. 명절

1.

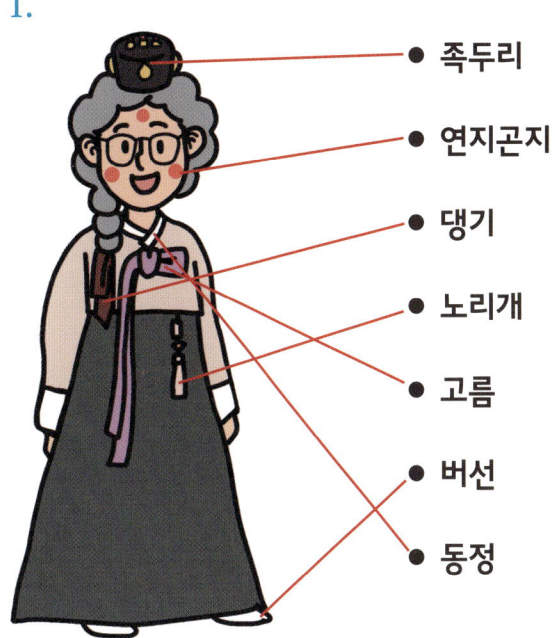

3.
① X
② X
③ O
④ O
⑤ X
⑥ X

4. 365,000원

28일 차. 텃밭

1.
① 땅에서 바나나가 자라남.
② 수박이 공중에 달려있음.

2. 상추, 깻잎, 오이, 가지, 고추 등

3. 호미, 괭이, 물뿌리개, 삽, 낫 등

4. 🔴 토마토, 방울토마토, 파프리카
   🟣 가지, 자색 고구마
   🟡 파프리카, 방울토마토, 호박
   🟢 깻잎, 상추, 고추, 파, 배추

6. 깻잎 : 30원, 고추 : 50원,
   토마토 : 900원, 옥수수 : 1,500원

30일 차. 두뇌 집중의 힘 5

1. 111
2. 146
3. 133
4. 136
5. 586
6. 106
7. 105
8. 136
9. 76
10. 109
11. 22
12. 74
13. 137
14. 18
15. 21
16. 66
17. 112
18. 3,567
19. 144
20. 135
21. 434
22. 148
23. 182
24. 451
25. 2,520
26. 2,201
27. 49
28. 88
29. 83
30. 83

외유뇌강 30일 두뇌 트레이닝

치매 예방
하루 10분의
기적 2

초판 1쇄 인쇄 2025년 11월 28일
초판 1쇄 발행 2025년 12월 05일

지은이 이지명
그린이 한성욱
편　집 양세진, 전혜진
마케팅 정보옥
디자인 JK Design
인　쇄 예림인쇄

펴낸 곳 램프앤라이트
주소 서울특별시 양재동 바우뫼로 39길 67-17, 서경빌딩 3층
전화 070-8670-4340 / **팩스** 0504-848-4340
등록 2008년 4월 21일, 제2025-000066호
홈페이지 www.lampnlight.com
유투브 www.youtube.com/@strongbrain119
이메일 lampnlight@naver.com

copyright 이지명, 한성욱

책값은 표지 뒤쪽에 있습니다.

* 이 책의 무단 전재와 복제를 금합니다.
* 잘못된 책은 바꿔드립니다.

ISBN 979-11-89598-74-7(03510)